D1312767

CONTROLE SU
Hipertensión

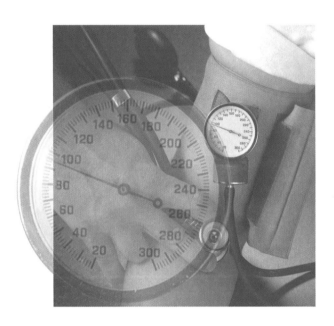

CONTROLE SU
Hipertensión

Estrategias para empezar **hoy mismo** a combatir la presión arterial alta

SUSAN PERRY

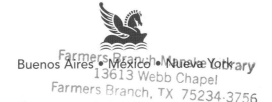

Buenos Aires • México • Nueva York

Índice

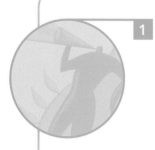
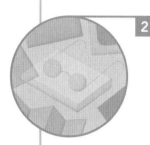
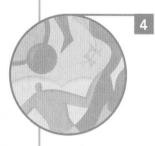
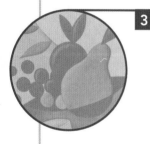

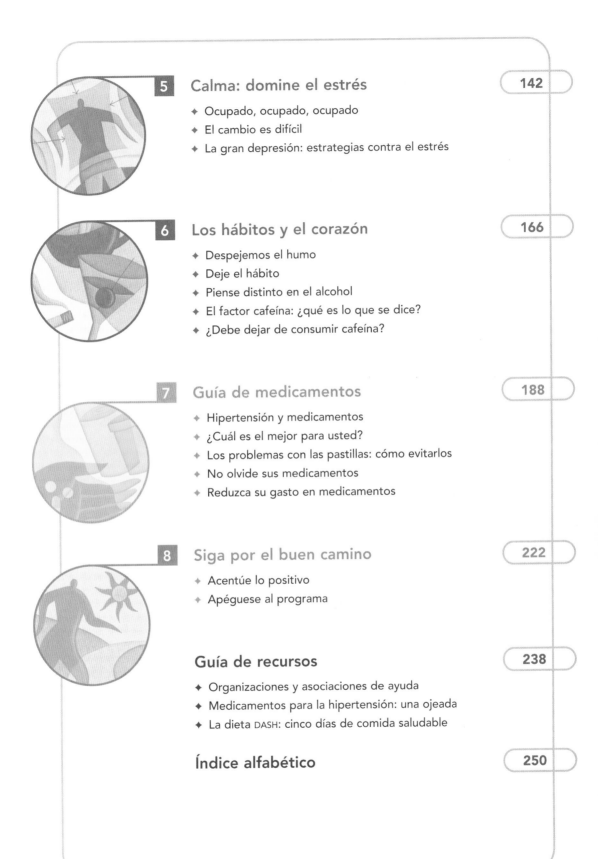

CONTROLE SU HIPERTENSIÓN

CORPORATIVO READER'S DIGEST MÉXICO, S. de R.L. de C.V.

Editores: Arturo Ramos Pluma, Beatriz E. Ávalos Chávez

Asistencia editorial:
Gabriela Centeno

Lectura final: Patricia Elizabeth Wocker Madrigal

Título original de la obra:
Taking Charge of High Blood Pressure © 2002 The Reader's Digest
Association, Inc., Pleasantville, Nueva York, Estados Unidos de América

Edición propiedad de Reader's Digest México, S.A. de C.V., preparada
con la colaboración de **Alquimia Ediciones, S.A. de C.V.**

Traducción:
María de la Luz Broissin Fernández

Revisión especializada:
Dr. José Galante Chicurel

Cardiólogo, egresado de la Universidad Nacional Autónoma de México
y del Instituto Nacional de Cardiología "Ignacio Chávez".
Miembro Titular de la Sociedad Mexicana de Cardiología.

Los créditos de la página 256 forman parte de esta página.

Esta primera edición se terminó de imprimir el 19 de julio de 2004, en
los talleres de Gráficas Monte Albán, S.A. de C.V., Fraccionamiento
Agroindustrial La Cruz, Municipio del Marqués, Querétaro, México.

ISBN 968-28-0370-5

Editado en México por
Reader's Digest México,
S.A. de C.V.

Impreso en México

Printed in Mexico

NOTA A LOS LECTORES
Este libro tiene propósitos informativos
y no busca sustituir el diagnóstico
hecho por un profesional de la medicina. Los editores de Reader's Digest
reprueban la automedicación y recomiendan que quien presente síntomas
o tenga problemas de salud consulte
inmediatamente al médico.

Acerca de este libro

La hipertensión o presión arterial alta no respeta a nadie. Varios millones de personas la padecen; sin embargo, sólo una tercera parte de ellas hacen algo para disminuirla a niveles que no afecten su salud o acorten su vida, como este padecimiento suele causar con alarmante regularidad.

Las personas hipertensas no son las únicas culpables de no hacer nada. Las investigaciones sugieren que los afectados suelen no estar conscientes de las implicaciones de la hipertensión ni de las opciones que existen para tratarla. En otras palabras, la dinámica paciente-médico es tan apresurada y precipitada en la actualidad que los profesionales de la salud no tienen tiempo para proporcionar una explicación significativa sobre la mayoría de las enfermedades crónicas durante las consultas regulares. Los médicos saben que un paciente que carece de información es un paciente tratado inadecuadamente.

En *Controle su hipertensión* trabajamos para que eso no le suceda a usted. El libro le transmite un mensaje optimista (casi todos pueden disminuir los niveles de su presión arterial) y un plan de acción práctico que le permite lograrlo. Esta obra le proporciona la información necesaria y lo capacita para disminuir su presión arterial de manera rápida y efectiva, si usted así lo requiere.

Aquí encontrará todo lo que necesita saber acerca de los factores de riesgo, cómo asegurarse de obtener lecturas correctas de su presión arterial y hacer un diagnóstico adecuado, información precisa sobre lo último en tratamientos y estrategias fáciles de seguir para que las realice junto con su médico.

Este libro proporciona un enfoque de múltiples opciones para el tratamiento. En muchos casos, la dieta y el ejercicio logran disminuir los niveles de la presión alta. En otros, el tratamiento requerirá, además, que reduzca el estrés y abandone los hábitos que quizá no sepa que elevan su presión: el tabaquismo y el consumo excesivo de alcohol. Si toda esta "medicina de estilo de vida" no logra el objetivo, seguramente el medicamento lo hará.

Fundamentalmente, *Controle su hipertensión* lo insta y lo motiva para que actúe hoy, en este momento. Cada nuevo día es otra oportunidad para actuar contra un padecimiento mortal que usted puede controlar y vencer.

Prefacio

Las personas deben tener un papel más activo en el control de su salud. Cuando se trata de la presión arterial, la gente debe vigilar sus propios niveles: enterándose de cuáles son sus niveles ideales u óptimos y manteniéndose allí, no sólo en el nivel promedio.

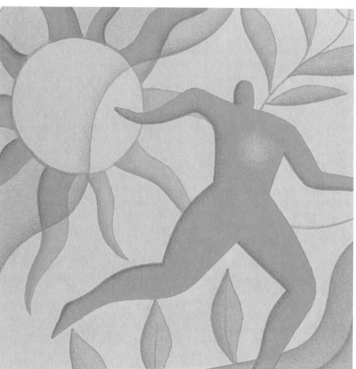

En este libro usted encontrará referencias al sistema de salud y a las estadísticas estadounidenses. Esto es porque la mayor parte de las publicaciones y los estudios de investigación en los cuales los médicos de México basamos nuestra práctica provienen precisamente de Estados Unidos. Hay referencias que nos son un tanto extrañas, como la estadística de la hipertensión en la población afroamericana, que es casi inexistente en nuestro país, pero que nos ilustra acerca de las diferencias de raza, género, edad y otras características que tienen influencia en la gravedad o la respuesta al tratamiento de la hipertensión arterial.

Es un hecho que, tanto en México como en muchos otros países en desarrollo, no existe estadística lo suficientemente extensa y confiable como para basar en ella nuestro conocimiento de la hipertensión y su tratamiento en los diversos grupos de la población mexicana. Al final del libro hay una lista de organizaciones mexicanas y estadounidenses, cuyas páginas de Internet pueden tener información importante para usted; aunque algunas están en inglés, usted tiene la posibilidad de informarse en ellas e incluso de hacer preguntas por correo electrónico, en caso de que tuviera alguna duda. Hemos incorporado algunas organizaciones mexicanas como la Sociedad Mexicana de Cardiología y el Instituto Nacional de la Nutrición Salvador Zubirán —que, aunque no tiene servicio de consulta, sí podría tener información valiosa sobre su padecimiento—. También se mencionan algunos medicamentos que aún no se consiguen en México; sin embargo, es importante que usted esté enterado de su existencia y beneficios.

"Usted es el responsable de llevar a cabo las medidas que le indique el médico para controlar su hipertensión."

Quiero, en primer lugar, felicitarlo por haber emprendido la tarea de comenzar la lectura de *Controle su hipertensión*, pues ese simple hecho lo acerca a la feliz meta del control de su presión arterial alta y a la disminución de los riesgos que ésta implica en su esperanza de vida y en la calidad de la misma.

A diferencia de años anteriores, la relación médico-paciente de hoy ha cambiado mucho. Lo más importante es que su médico sea su mejor consejero, pero es usted quien tiene la responsabilidad de llevar a cabo las medidas que él le indique para el control de su hipertensión arterial. Y en este sentido, la educación que el médico le proporcione sobre su salud es parte muy importante de este proceso, pero de más relevancia aún es el interés que usted mismo ponga en conocer su padecimiento y las medidas necesarias para su control. Saber que está usted leyendo este libro me dice que va por muy buen camino.

Dr. José Galante Chicurel
Cardiólogo

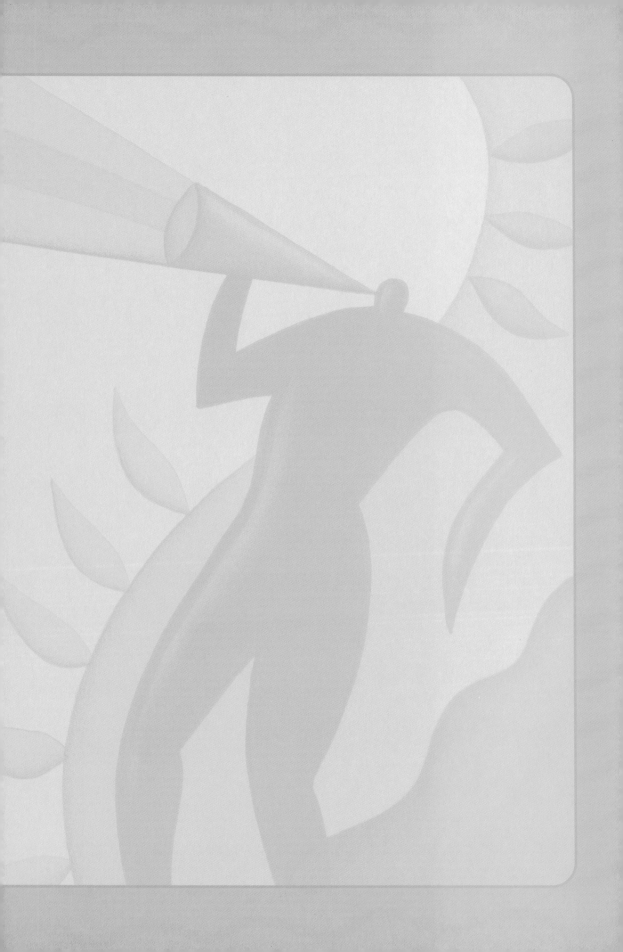

1 ¿Está usted bajo presión?

Si recientemente le diagnosticaron hiperten-

sión o si ha tenido este padecimiento desde

hace tiempo, pero no le ha hecho caso o sólo

ha tomado con indiferencia medidas para

controlarlo, considere esto como su llamada

de atención. Usted puede y debe controlar su

presión arterial y vivir una vida más sana y

prolongada.

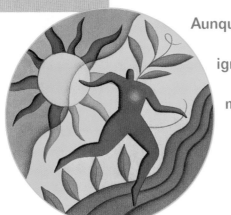

CONCEPTO CLAVE En muchos casos, usted puede controlar la hipertensión. Aunque este padecimiento es mortal si se ignora, quizá es la enfermedad crónica más fácil de controlar.

Rompa el silencio

Lo primero que debe saber si tiene presión arterial alta (hipertensión, como se llama en el argot médico) es que no está solo.

De acuerdo con la Organización Mundial de la Salud, entre 500 y 100 millones de personas en el mundo tienen este padecimiento. En México, 15.2 millones de personas tienen hipertensión arterial sistémica (HTAS, por sus siglas en inglés).

Esta estadística indica que 61% de las personas con HTAS lo ignoran. Del 49% de las personas con diagnóstico de HTAS, 50% sigue un tratamiento médico farmacológico. El 14.6% de la población con hipertensión arterial está bajo control. La mayor prevalencia de hipertensión arterial en México ocurre en los estados del norte de la República, lo que equivale a 30%. La diabetes tipo 2, la obesidad, la proteinuria y el tabaquismo incrementan la prevalencia de la hipertensión arterial.

¿Si no hay dolor, no hay problema? No señalemos con dedo acusador a estos hipertensos ocultos. A diferencia de la artritis o de una espalda dañada, la hipertensión rara vez se anuncia o muestra algún síntoma. Se puede padecer por años y sentir que se está perfectamente bien, hasta que se sufre una de sus consecuencias muy graves, como un ataque de apoplejía o un ataque cardíaco. Los médicos no son melodramáticos al decir que la hipertensión es un "asesino silencioso".

Esto nos lleva al segundo punto que debe saber sobre la hipertensión. Si se la diagnosticaron, puede considerarse en cierta forma muy afortunado. Al menos sabe que necesita tomar medidas para bajar a niveles normales su presión arterial. Para usted, permanecer sano es una opción real.

> ➤ **Punto de presión:** En realidad, la hipertensión no es una enfermedad, porque suele no presentar síntomas y, por lo tanto, nadie se siente enfermo. Sin embargo, es un factor grande de riesgo de apoplejía, enfermedad cardíaca y aneurisma, así como padecimientos de la vista y el riñón.

Para las personas que *no saben* si su presión arterial está demasiado alta, es el momento de "romper el silencio" y someterse a una lectura de presión arterial. Háganlo lo más pronto posible. No asuman que todo está bien porque se sienten bien. Recuerden: no conocer los niveles de su presión arterial puede ser peligroso e incluso fatal para su salud.

Sea una fuerza de control

La hipertensión es un padecimiento para toda la vida, lo que significa que no pueden curarla ni el médico ni usted. Pero no se preocupe, pues el padecimiento se presta a sí mismo al autotratamiento.

Comparada con otras enfermedades crónicas, la hipertensión es quizá la más fácil de controlar. El control es tan bueno como una cura, porque reduce todos los riesgos de salud asociados a ella.

Hace años, los médicos aconsejaban a las personas recién diagnosticadas hipertensas que dejaran su trabajo diario e iniciaran una hibernación social (evitar actividades que pudieran ser un poco estresantes). Por suerte, ese consejo ya es anticuado. ¡No tiene que permanecer en reposo si le diagnostican hipertensión! Ahora puede tener una vida larga, plena y activa.

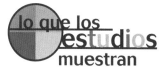

lo que los estudios muestran

▶ *Está confirmado que la hipertensión no tratada conduce a una incapacidad física y a una muerte prematura. Se calcula que un hombre de raza blanca, sano, de 35 años y con una presión arterial normal puede vivir 75 años. Sin embargo, con hipertensión, su expectativa de vida es de sólo 55 años.*

Al ataque. La clave para vivir bien con hipertensión es mantenerla bajo control. Si trata el padecimiento agresivamente (ésta es la palabra clave), puede reducir en gran medida sus efectos dañinos. Los estudios indican que al disminuir la presión arterial a niveles normales, puede añadir al menos cinco años a su vida y quizá muchos más.

Sin embargo, el tratamiento es esencial. Sencillamente no puede ignorar su hipertensión y esperar que desaparezca. La estrategia es directa: busque la atención de un médico para que trabaje con usted, sin que lo reprenda, en el desarrollo de un plan de tratamiento de control. Lo que viene después es la parte más difícil: seguir ese plan de principio a fin. En la mayoría de los casos, el éxito depende del paciente, pues es él quien controlará su plan día tras día.

¿Corre algún riesgo?

Conocer los factores de riesgo de la hipertensión es el primer paso para transformarse de un espectador desinteresado en un participante activo de su propia salud. Lea las siguientes preguntas y marque las que tengan que ver con usted.

- ¿Tiene familiares (padres, hermanos, hermanas, abuelos) con hipertensión?

- ¿Tiene exceso de peso?

- ¿Es de raza negra?

- ¿Es un hombre de más de 35 años de edad?

- ¿Es una mujer posmenopáusica?

- ¿Fuma cigarros o consume tabaco sin fumarlo?

- ¿Bebe con regularidad más de dos bebidas alcohólicas al día?

- ¿Es sedentario?

- ¿Toma anticonceptivos orales?

Si respondió "sí" a cualquiera de estas preguntas, quizá esté en riesgo de tener hipertensión.

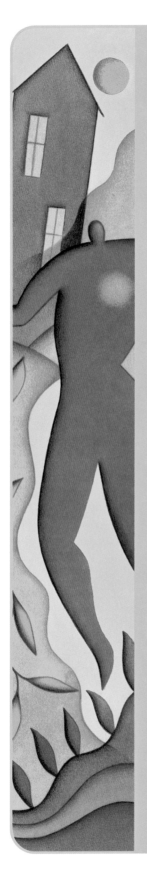

Para vivir bien con hipertensión

Marcos García se sorprendió al enterarse de que su presión arterial estaba alta (150/110 mm Hg) durante su examen médico anual. Tenía 51 años y era escultor. Su médico mencionó que algunos cambios en su forma de vida podrían ser suficientes para bajar las cifras; si no, necesitaría medicamentos. Marcos preguntó acerca de los efectos secundarios potenciales de los medicamentos y supo que era posible que se le presentara una disfunción sexual.

"Ése era un precio que no quería pagar", comentó Marcos. Había tenido disfunción eréctil durante su primer matrimonio y era algo que no deseaba padecer de nuevo. Le dijo al doctor que el medicamento no era una opción para él. ¿Cuáles eran los cambios en el estilo de vida que necesitaba hacer? El médico le indicó dos: dieta y ejercicio. Marcos acordó que los llevaría a cabo. "Deseaba hacer lo necesario para cambiar la situación."

Marcos cumplió con su palabra y empezó a beber más agua y a reducir el consumo de sal,

> "Deseaba hacer lo necesario para cambiar la situación."

cafeína, alcohol y alimentos grasosos. Practicó tai chi, jugó tenis y caminó 2.6 km en 21 minutos cada mañana. Meditó al amanecer y se concentró en técnicas de respiración que podían tranquilizar su mente y disminuir su pulso de 60 a 45 latidos por minuto. Comenta que de la meditación se derivó la oración, lo cual lo ayudó a disminuir el estrés relacionado con la presión de tiempo que demandaba su trabajo como artista.

Los esfuerzos de Marcos han dado resultado por tres años desde que lo diagnosticaron. No utiliza medicamento y su presión arterial es de 130/80. En su familia hay hipertensión y no espera que la suya se cure. "Tengo que ser perseverante en mis opciones de estilo de vida y no presionarme." En términos prácticos, eso significa que no permite que su trabajo le agregue demasiado estrés a su vida (inquietarse por cumplir con las fechas límite y preocuparse por que no le falte el trabajo).

"A la larga, creo que el episodio de mi hipertensión añadirá años a mi vida y más satisfacción con el paso del tiempo."

Hipertensión: también cosa de niños

Los médicos solían pensar que la hipertensión en los niños casi siempre era causada por otras enfermedades, en general por padecimientos del corazón y del riñón, pero ahora saben que no es así. Los estudios indican que niños sanos, incluidos los que empiezan a andar, pueden desarrollar hipertensión.

Entre los principales factores que aumentan el riesgo de padecer hipertensión arterial se encuentra la obesidad, presente también en niños. En México, 5.4% de los preescolares (menores de 5 años) y 27.5% de los escolares (5 a 11 años) presentan sobrepeso (Encuesta Nacional de Nutrición, del Instituto Nacional de Salud Pública, 1999), lo que pronostica un mayor riesgo de llegar a ser obeso en la vida adulta y aumenta la posibilidad de presentar otro tipo de enfermedades.

Actúe ahora. Asegúrese de que le tomen la presión arterial a su hijo anualmente. Si le diagnostican hipertensión, el médico quizá recomiende un cambio en la dieta, más ejercicio y tal vez algún medicamento. Los niños toman el mismo medicamento que los adultos para controlar la presión arterial, pero en dosis más pequeñas.

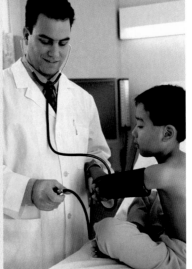

> **Punto de presión:** Los investigadores consideran que se podría reducir entre 20 y 50% el número de casos de hipertensión si las personas con lecturas de presión arterial en el límite hicieran de inmediato lo necesario para disminuirla.

Recuerde: miles de personas con hipertensión han disminuido su presión arterial hasta niveles seguros y otras ayudaron a prevenir el padecimiento. Lo único necesario es saber cómo, y poner en práctica esta información. Un paciente no informado es un paciente no tratado en forma adecuada, con mayor probabilidad de padecer apoplejía u otro problema cardiovascular.

Tácticas para la presión

Para controlar su hipertensión necesitará reevaluar la mayoría de sus hábitos cotidianos y hacer cambios. Recuerde: incluso una pequeña disminución en su presión arterial reduce el riesgo de un problema mayor.

No hay otra opción: necesitará hacer ese compromiso todos los días, durante el resto de su vida. Si suspende el tratamiento porque "se siente bien", se arriesgará a que su presión arterial vuelva a elevarse a niveles dañinos.

El cambio es bueno. Los expertos recomiendan a las personas con hipertensión introducir 10 "pasos de acción" en su rutina diaria. Casi todas estas recomendaciones (como perder peso, no fumar y hacer más ejercicio) son preceptos. Uno o dos, como ingerir más alimentos abundantes en potasio y obtener suficiente calcio y magnesio, lo sorprenderán en verdad. Además, los estudios indican que una dieta rica en frutas, verduras, cereales integrales y productos lácteos semidescremados o descremados puede ser muy importante en la disminución de la presión arterial y mantenerla en buen nivel.

Muchas personas han disminuido su presión arterial en forma significativa mediante cambios en su estilo de vida y no han tenido que tomar medicamento para la hipertensión.

Ya sea que durante años haya sabido que debía seguir estas medidas para estar más sano o que hasta ahora las conozca, no las deje para después. Su salud depende de eso. Es probable que no necesite años de tratamiento para empezar a ver los beneficios, porque incluso la disminución más pequeña de su presión arterial puede mejorar mucho sus probabilidades de evitar problemas graves.

Disminuya su presión, levante su ánimo. Antes de comenzar a lamentarse por la tarea aparentemente imposible de adquirir hábitos saludables y en el proceso de abandonar los que no lo son, considere esto: el resultado de la prueba del Tratamiento Óptimo para la Hipertensión de 1997, uno de los estudios más grandes sobre la hipertensión que se han llevado a cabo, reveló que si toma medidas drásticas para disminuir la presión arterial es más probable que su estado de ánimo mejore y que usted no se desanime. En el estudio, las personas que

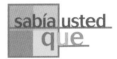

▶ *Si no se trata y controla, la hipertensión puede causar:*

➤ *Apoplejía*

➤ *Ataque cardíaco*

➤ *Enfermedades renales*

➤ *Problemas visuales*

➤ *La muerte*

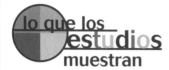

lo que los estudios muestran

▶ *La investigación en la revista* Hypertension *reveló que hay un "gen de sal". El estudio indicó que las personas con una de las tres formas de este gen de sal (angiotensinógeno) tenían mayor probabilidad de desarrollar hipertensión. Ese mismo grupo respondió mejor a una dieta con poco sodio.*

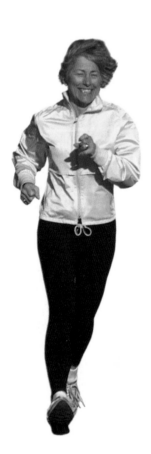

controlaron con éxito su hipertensión mejoraron su bienestar psicológico en todos los aspectos más que aquellas cuya presión arterial permaneció elevada. En otras palabras, las pequeñas victorias al lograr disminuir su presión un poco le dan la confianza de que puede hacer que baje incluso más.

Éste es un resumen de los 10 pasos que lo ayudarán a disminuir su presión. Encontrará información detallada sobre cada uno en capítulos posteriores.

1 Conozca sus cifras

Sólo si se toma la presión arterial sabrá si la mantiene en un nivel saludable. Necesitará actuar como un contador médico y llevar un registro de su presión arterial al tomársela con regularidad y anotar los resultados. ¿Sabía usted, por ejemplo, que la presión arterial cambia de manera constante? El solo hecho de levantarse de una silla la eleva; al dormir, la presión arterial disminuye. En el Capítulo 2 aprenderá lo que debe hacer para asegurarse de obtener lecturas precisas de su presión arterial y lo que significan las cifras.

2 Pierda kilos

Las personas con sobrepeso tienen una probabilidad seis veces mayor de desarrollar hipertensión que las personas que mantienen un peso adecuado. Si pesa más kilos de los que debe (el 24.4% de la población en México padece obesidad), necesitará perder algunos. Una vez que tenga un peso más saludable, deberá desarrollar una estrategia para mantenerlo así. *Controle su hipertensión* le indica cómo lograrlo. En el Capítulo 3 conocerá las últimas técnicas de los expertos, cuyo fin es ayudarlo a perder kilos… para siempre.

3 Muévase y libérese del padecimiento

Los estudios son claros: las personas que están físicamente activas tienen una probabilidad menor, de entre 20 y 50%, de padecer hipertensión que las que están inactivas. Si usted es sedentario, necesitará abandonar la inactividad y hacer ejercicio. ¿No sabe cómo empezar? El Capítulo 4 es un buen punto de partida.

4 Nutrición DASH

Gracias al estudio DASH (siglas de Dietary Approaches to Stop Hypertension, enfoques dietéticos para detener la hipertensión) de 1997, sabemos que se puede comer sabroso y disminuir la presión arterial. La dieta DASH incluye frutas, verduras, productos lácteos semidescremados y alimentos con poca grasa y grasa saturada (no es un reflejo de la típica dieta mexicana). Quizá deba ajustar sus hábitos alimentarios. Para reformar su estilo de cocinar y elegir alimentos, consulte el Capítulo 3; para cinco días de ricas comidas, consulte la "Guía de recursos", al final del libro.

5 Elimine la sal

Estudios anteriores indicaron que algunas personas hipertensas (muchos expertos creen que son menos de la mitad de los hipertensos) son "sensibles a la sal", o susceptibles de disminuir su presión arterial si restringen el consumo de sal. Una reciente investigación reveló que todas las personas, incluso las que no son hipertensas, pueden tener una disminución saludable de su presión arterial al reducir el consumo de sal. El Capítulo 3 le indicará cómo lograrlo y le revelará sorprendentes fuentes de alimentos ricos en sodio y de sabrosas soluciones libres de sal.

6 Aumente el potasio

Las personas que comen una gran cantidad de alimentos ricos en potasio son propensas a tener la presión arterial más baja. El potasio ayuda a lograrlo al crear un equilibrio saludable de sodio en las células. El potasio es el tercer mineral más abundante en el organismo. Si su dieta actual no incluye mucho potasio (presente en legumbres como los frijoles, chícharos y lentejas), necesitará cambiarla. Una vez más, el Capítulo 3 le proporcionará una lista de las fuentes ricas en potasio e información práctica sobre cómo mejorar su dieta con la ayuda de este mineral milagroso, y de otros como calcio y magnesio.

Pequeños cambios, gran impacto

Si los cambios en su estilo de vida disminuyen sólo un poco su presión arterial, se sentirá mucho mejor. Esto es lo que algunos cambios pequeños pueden hacer para disminuir la presión arterial sistólica (la primera cifra en una lectura de presión arterial):

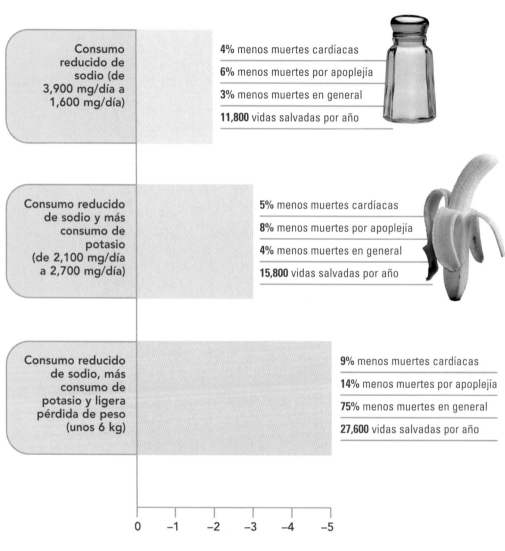

Consumo reducido de sodio (de 3,900 mg/día a 1,600 mg/día)

4% menos muertes cardíacas
6% menos muertes por apoplejía
3% menos muertes en general
11,800 vidas salvadas por año

Consumo reducido de sodio y más consumo de potasio (de 2,100 mg/día a 2,700 mg/día)

5% menos muertes cardíacas
8% menos muertes por apoplejía
4% menos muertes en general
15,800 vidas salvadas por año

Consumo reducido de sodio, más consumo de potasio y ligera pérdida de peso (unos 6 kg)

9% menos muertes cardíacas
14% menos muertes por apoplejía
75% menos muertes en general
27,600 vidas salvadas por año

0   −1   −2   −3   −4   −5

Reducciones en presión arterial sistólica (mm Hg)

FUENTE: *Hypertension*, noviembre de 1989

7 Reduzca su estrés

¿Padece estrés? ¿Quién no? Un suceso de gran tensión o un encuentro emocional puede elevar mucho su presión arterial. Los expertos no saben bien si el estrés actual del trabajo y las inquietudes de la vida moderna (ciudades atestadas, avenidas congestionadas, largas horas de trabajo, preocupaciones monetarias y otras "molestias") elevan, a la larga, la presión arterial. Sin embargo, mientras no se tenga el veredicto final, sería sabio tomar medidas para reducir el estrés o, al menos, encontrar mejores formas para enfrentar las incesantes demandas de la vida. El Capítulo 5 le dará varios enfoques para reducir el estrés y así tranquilizar su mente y su cuerpo.

> **Punto de presión:** La ansiedad o la depresión duplican el riesgo de padecer hipertensión. Los científicos no están seguros del motivo. Quizá se deba a que el estado de ánimo tiene un efecto fisiológico en los vasos sanguíneos, o a que la ansiedad y la depresión conducen a comportamientos tales como comer en exceso, fumar y abusar del alcohol, lo que eleva la presión arterial.

8 Deje el cigarro

Añada la hipertensión a la larga lista de los puntos negativos del tabaquismo. Si fuma, tendrá que dejar de hacerlo. Sí, dejar el cigarro es difícil, pero los beneficios para la salud son enormes. El Capítulo 6 se lo dice. Si no fuma, no piense hacerlo.

Necesitará permanecer alejado del humo de las personas que fuman, que puede elevar su presión arterial y dañar su salud en otras formas. ¿Sabía usted que vivir o trabajar con un fumador puede ser más mortífero que fumar? El humo recibido de esta manera no está filtrado y tiene mayor concentración de alquitrán, nicotina y más

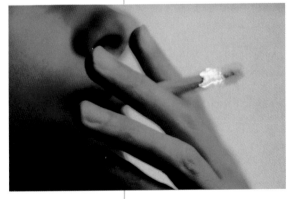

de 4,000 de otros compuestos. Para obtener la información más reciente acerca de las estrategias para dejar de fumar con éxito, consulte el Capítulo 6.

9 Beba poco alcohol

Beber alcohol eleva la presión arterial, sobre todo a personas mayores o con sobrepeso. Sin embargo, algunos estudios indican que las personas que beben alcohol con moderación (una o dos copas al día) son propensas a tener la presión arterial más baja y a padecer menos enfermedades cardíacas que los abstemios.

Si bebe alcohol, necesitará limitar su consumo (si aún no lo hace) a no más de dos copas al día. Si no bebe, no hay necesidad de empezar ahora. Puede tomar otras medidas más saludables (pasos de acción del uno al ocho para principiantes) para disminuir su presión arterial y proteger el corazón. El Capítulo 6 lo ayudará a meditar sobre su forma de beber.

> **Punto de presión:** La hipertensión es la culpable del 7% de todas las muertes prematuras en el mundo. Este porcentaje aumentará siempre que las sociedades prefieran usar el carro en lugar de caminar y cambien su cocina autóctona baja en sal y grasa por alimentos abundantes en ellas.

10 Diga sí a los medicamentos

Las personas con hipertensión moderada suelen controlar el padecimiento al adoptar y apegarse (la parte difícil) a los cambios en el estilo de vida. Para casos más severos de hipertensión o para los casos difíciles que no responden al estímulo de hábitos más saludables, el tratamiento con fármacos es necesario. Si usted pertenece a alguna de estas categorías, necesitará tomar los medicamentos que le prescriba el médico. (Para ver una lista de todos los medicamentos para la hipertensión, consulte la "Guía de recursos", al final del libro.)

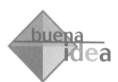

buena idea

▶ *Aproveche todos los aparatos para tomar la presión que encuentre (en el centro comercial, en la farmacia local, en su lugar de trabajo o en cualquier otro sitio donde se lo ofrezcan). Asegúrese de que la presión se la tome una enfermera o una persona calificada para ello. Anote las cifras de su presión arterial, así como la fecha y la hora en que se tomó cada lectura. Varias lecturas le mostrarán con mayor precisión si su presión arterial está demasiado alta, que una sola lectura anual en el consultorio del médico.*

El problema es: ¿Cuál le dará resultado a usted? Hay nueve clases de medicamentos para la hipertensión y cada uno se presenta con diferentes nombres de marca y subtipos, así como en una variedad de dosis. ¿Está confundido? Aclare cualquier confusión en cuanto a medicamentos en el Capítulo 7.

Más incentivos para controlar la presión

Si un ataque cardíaco, una apoplejía, la ceguera o una insuficiencia renal no son motivo suficiente para no comer todos los días pan con mantequilla o para caminar en lugar de conducir unas cuadras hasta el banco o la tienda cercanos a su casa, revise la siguiente lista de otros beneficios para la salud que disfrutará al adoptar muchos de los pasos de acción.

> Tendrá más resistencia y energía, porque su corazón no se esforzará mucho.

> Experimentará menos estrés, tensión y ansiedad.

> Su estado de ánimo mejorará.

> Dormirá mejor.

> Su cuerpo estará más fuerte y más flexible, lo cual facilitará sus movimientos y sus tareas cotidianas.

> Su mente estará más activa.

> Disminuirá en gran medida el riesgo de padecer otras enfermedades crónicas, incluidos la diabetes, algunos tipos de cáncer y la osteoporosis.

Para las cosas que no puede controlar (¿o sí puede?)

Edad

Pregunta: Mientras más edad tenga, ¿mayor será el riesgo de desarrollar hipertensión? Respuesta: Sólo si vive en un país industrializado. Las personas que viven en áreas de África y otras partes del mundo donde el trabajo físico y la alimenta-

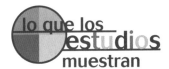

lo que los estudios muestran

▶ *La hipertensión puede ser un factor de riesgo de degeneración macular ocular neovascular (húmeda), una de las causas principales de ceguera irreversible. Quienes la padecen tienen una probabilidad cuádruple de tener elevada la presión arterial diastólica (la segunda cifra en una lectura de presión), que las que padecen degeneración macular relacionada con la del tipo seco.*

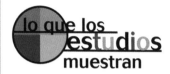

lo que los estudios muestran

▶ *Los niveles altos de insulina en la sangre, a menudo causados por obesidad (en especial por acumulación significativa de grasa en el abdomen), pueden elevar indirectamente la presión arterial. La insulina aumenta la actividad del sistema nervioso simpático y causa retención de sodio en los riñones, lo cual eleva la presión. Si padece el síndrome de resistencia a la insulina (Síndrome X), hable con el médico sobre las consecuencias en su presión arterial.*

ción con poca sal y grasa aún son parte de la vida cotidiana, son propensos a tener presión arterial baja, incluso al envejecer.

Los expertos dicen que la hipertensión quizá no es una consecuencia inevitable del envejecimiento. Es más probable que la causen los hábitos en el estilo de vida que solemos adoptar en la edad madura (comer en exceso, ejercitarnos poco y no comer suficientes frutas, verduras, cereales integrales y productos lácteos semidescremados).

¿Hombre o mujer?

Los hombres menores de 55 años tienen mayor probabilidad de padecer hipertensión que las mujeres. Si es mujer, no permita que esa noticia haga que se tranquilice y relaje. A los 55 años, la presión arterial de las mujeres tiende a elevarse, incluso más que la de los hombres. Los expertos solían culpar a la menopausia, específicamente a la disminución de estrógenos, de la propensión de las mujeres mayores a tener hipertensión, pero estudios recientes indican que los estrógenos tienen poco efecto en los niveles de la presión arterial.

Vínculos familiares

La genética afecta en ambos sentidos. Quizá usted heredó la melancolía de su madre, pero tal vez también la hipertensión de su padre. El padecimiento tiende a presentarse en los nú-

La píldora anticonceptiva y la presión

Si acaba de empezar a tomar la píldora o si la ha tomado por un tiempo, tome nota: quizá experimente un aumento en la presión arterial. Corre más riesgo de sufrir esta reacción a la píldora si tiene sobrepeso, historial familiar de hipertensión o enfermedad renal. (Debe saber que si toma la píldora y fuma, esto forma un dúo mortal que aumenta su riesgo de tener un ataque cardíaco o apoplejía.)

Asegúrese de que le tomen la presión arterial antes de empezar a tomar píldoras anticonceptivas. Deben volver a hacerle una lectura dos o tres meses después y, luego, una vez al año. Si su presión arterial se eleva mientras toma la píldora, el médico ajustará la dosis o le recetará otra forma de anticonceptivo.

cleos familiares. Las pruebas indican que entre 30 y 60% de todos los casos de hipertensión pueden ser heredados. Si su padre tiene hipertensión, aumenta en usted el riesgo de desarrollarla, pero no tanto como si tiene un hermano o una hermana con enfermedad de las arterias coronarias o arteriosclerosis coronaria.

¿Quiénes son responsables de que se herede la hipertensión? Los genes. Los expertos creen que los factores del estilo de vida también intervienen. Las familias tienden a compartir los mismos hábitos de alimentación y ejercicio, así como la propensión a tener exceso de peso.

El elemento racial

En los países industrializados, algunos grupos raciales y étnicos tienen una probabilidad mayor o menor que otros de desarrollar hipertensión. Las estadísticas indican lo siguiente:

> Si usted es de raza blanca, el riesgo que tiene de padecer hipertensión es de 25%.

> Si usted es nativo norteamericano, su riesgo de tener hipertensión es ligeramente mayor.

> Si es de origen hispano, es un poco menor.

> Si es de ascendencia africana, su riesgo es alto, aproximadamente de 36%.

Todas estas cifras son demasiado altas, pero el porcentaje de personas de ascendencia africana con hipertensión es alarmante. Estas personas no sólo desarrollan más el padecimiento, sino que tienden a hacerlo a una edad temprana. Su hipertensión suele ser más severa y progresa con mayor rapidez. El resultado final es desconsolador: la hipertensión causa el 20% de las muertes prematuras entre las personas de ascendencia africana, una cifra que duplica el número de casos de las personas de raza blanca.

La teoría del comercio de esclavos

Se cree que los esclavos que tenían predisposición genética para retener sal tenían mayor probabilidad de sobrevivir en condiciones de pérdida de sal (que causaban diarrea, deshidratación y muerte) durante los viajes en los barcos de esclavos, de África a América, en siglos pasados. Para los expertos, tiene sentido decir que los descendientes americanos de los esclavos que sobrevivieron también son sensibles a la sal y a desarrollar hipertensión.

Ésa es la teoría, pero existen varios problemas. Por ejemplo, los africanos que se establecieron en Europa o en América del Norte en décadas recientes también tienen la presión arterial más elevada que los blancos. Por esto y otras pruebas, casi todos los científicos desechan hoy la teoría del comercio de esclavos y citan el estilo de vida y factores genéticos generales como los motivos más probables de que la hipertensión sea común entre los afroamericanos.

¿Malos genes o mala alimentación? Se suele citar la herencia como un motivo del aumento estadístico entre los afroamericanos, pero los expertos opinan que las opciones de estilo de vida (especialmente sobrepeso, demasiada sal, comidas grasosas y falta de ejercicio) son factores que también contribuyen a ello. He aquí por qué: la hipertensión es muy baja entre los africanos. La gente que vive en el oeste del África rural tiene los niveles de hipertensión más bajos en el mundo. Compare eso con los afroamericanos, que tienen los niveles de hipertensión más altos en el mundo.

Además, según el doctor James Lynch de la Johns Hopkins University Medical School, muchos afroamericanos son víctimas de estrés ambiental y socioeconómico, que podría aumentar su riesgo de hipertensión. Su estudio indicó que el estrés experimentado por la gente que vive en un medio socioeconómico bajo causa una mala autoimagen e hipertensión. Esto, combinado con el hecho de que esta misma gente tiene poco acceso a los servicios de salud, podría explicar en parte la alta correlación que existe entre afroamericanos e hipertensión.

Su "estilo de corazón"

Sabe que tiene hipertensión o tal vez sabe que está en riesgo de desarrollarla. Ahora que comenzó a leer este libro, usted sabe también que hay medidas que puede tomar para controlar su presión arterial. Ésta es la pregunta más importante de todas: ¿lo hará?

La respuesta puede depender de su "estilo de corazón" (su actitud particular hacia su hipertensión y su salud general). Según un estudio del doctor Michael Weber y sus colegas de la State University, en Nueva York, las personas a las que les diagnosticaron hipertensión encajan en uno de cuatro perfiles de "estilo de corazón":

Atentos y activos. Estos pacientes se hacen cargo de manera activa de su hipertensión. Modifican su dieta, aumentan el ejercicio y hacen todo lo que el médico indica para disminuir sus factores de riesgo. El estudio de Weber indicó que 39% de las personas con hipertensión encajan en este grupo.

Novatos despreocupados. Estos pacientes representan 23% de las personas diagnosticadas con hipertensión y se niegan a tomar en serio su padecimiento. Y es menos probable que actúen para controlarlo. Quizá tomen medicamento, pero en general, sólo lo hacen para mantener feliz a su médico.

> **Punto de presión:** La presión arterial tiende a aumentar en el invierno y a disminuir en el verano. Los científicos creen que esta fluctuación estacional tiene más que ver con las variaciones en la duración del día que con los cambios de temperatura.

Abrumados. La confianza en sí mismo es importante para 22% de los pacientes con hipertensión que pertenecen a este grupo. Su vida generalmente tiene muchos problemas, lo que los hace sentirse impotentes y actuar con negligencia respecto a la forma de atender su salud de manera adecuada.

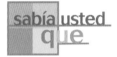

sabía usted que

▶ *A 11 estados del sureste de Estados Unidos se les apoda "Estados del Cinturón de Apoplejía", porque la gente que vive ahí tiene mayor probabilidad de morir de apoplejía que la gente que vive en otras regiones de ese país. ¿Adivina por qué? Esos mismos estados (Alabama, Arkansas, Georgia, Indiana, Kentucky, Louisiana, Mississippi, Carolina del Norte, Carolina del Sur, Tennessee y Virginia) tienen también el mayor número de personas con hipertensión, que es uno de los factores de riesgo clave de padecer apoplejía.*

Sólo medicamentos. Sin querer cambiar su estilo de vida, 16% de los pacientes con hipertensión que encajan en este grupo dependen sólo de medicamentos para controlar su presión. No se esfuerzan (o lo hacen poco) por cambiar sus malos hábitos.

¿Cuál es su "estilo de corazón"? Puesto que está leyendo este libro, es probable que sea uno de los atentos y activos. Usted comprende la importancia de su padecimiento y se siente muy motivado para llevar a cabo cambios cruciales en su estilo de vida con el fin de controlar su presión arterial. Tal vez ya empezó a cuidarse y está leyendo este libro sólo como una especie de "recordatorio". Es evidente que las personas que están "activas y atentas" tienen una mayor probabilidad de disminuir su presión arterial y recuperar la salud. Si encaja en alguno de los otros grupos, no desista. El solo hecho de leer este libro puede animarlo para que atienda su padecimiento y empiece a efectuar cambios.

Una enfermedad muy moderna

Hasta el siglo xx, poca gente moría de enfermedad cardíaca y nadie se preocupaba por la hipertensión o sabía lo que era. El padecimiento aumentó junto con los avances tecnológicos, como los ascensores, lavadoras, automóviles y controles remotos de televisión. La tecnología fue una bendición con doble filo, pues nos ahorró el esfuerzo físico necesario para permanecer sanos.

sabía usted que

▶ *La presión arterial es una de las piezas de la información fisiológica (junto con el pulso, la respiración y la actividad de las glándulas sudoríparas) que usan los polígrafos, o pruebas para detectar mentiras, y determinar si una persona miente. Según los que apoyan estas pruebas, la presión arterial cambia, aunque sea poco, cuando no se dice la verdad. Por supuesto, no todos creen en la exactitud de las pruebas, lo cual es uno de los motivos por los que no se las aplican a los criminales inculpados.*

La presión arterial a través del tiempo

Hipócrates enseña que las venas llevan aire tomado de los pulmones.

El médico griego Galeno demuestra que las arterias llevan sangre, no aire.

El médico inglés William Harvey declara que la sangre sigue un tracto circulatorio de un sentido por el cuerpo.

Stephen Hales, clérigo y científico inglés, mide la presión arterial por primera vez, al cortar la vena de un caballo e insertarle un tubo de vidrio.

400 a.C.   130–200 d.C.   1616   1706

Las máquinas también hicieron posible la producción masiva de delicias con mucha grasa, como los helados y papas fritas, que antes tenían que prepararse a mano en las cocinas de los hogares. Más aún, el tabaquismo se desarrolló en gran escala durante el siglo xx, en especial con la distribución gratuita de cigarrillos a los soldados durante las dos guerras mundiales.

Estos cambios en el estilo de vida causaron en forma inevitable vasos sanguíneos dañados, que a su vez ocasionaron un mayor número de ataques cardíacos y apoplejía. Pero, por supuesto, juntar la causa (cambios en el estilo de vida) y el efecto (hipertensión, arterias obstruidas y más enfermedades cardíacas) tomó tiempo y un esfuerzo científico muy importante conocido como Estudio Cardíaco Framingham.

Rastreo del asesino misterioso

Después de la Segunda Guerra Mundial, Estados Unidos enfrentó una "epidemia" de males cardíacos. Un número creciente de personas aparentemente sanas, en especial hombres de entre 50 y 60 años, de pronto morían por ataques al corazón. Y no se sabía por qué. (Fue la época anterior a la medicina preventiva. No se sabía siquiera si el tabaquismo causaba cáncer.)

El estudio que inició todo. En 1948, el gobierno federal de Estados Unidos, bajo el auspicio del Instituto Nacional del Corazón, decidió iniciar un estudio para saber si existía algún vínculo oculto entre la forma en que vivía la gente y el destino de su corazón. Los científicos eligieron la ciudad de Framingham, donde persuadieron a 5,000 residentes sanos (un quinto de la población de la ciudad) para que se sometieran a un examen físico cada dos años, durante los siguientes 20.

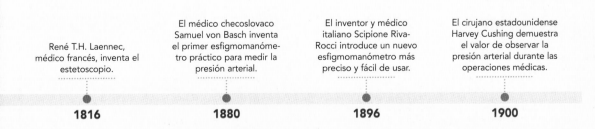

René T.H. Laennec, médico francés, inventa el estetoscopio.

1816

El médico checoslovaco Samuel von Basch inventa el primer esfigmomanómetro práctico para medir la presión arterial.

1880

El inventor y médico italiano Scipione Riva-Rocci introduce un nuevo esfigmomanómetro más preciso y fácil de usar.

1896

El cirujano estadounidense Harvey Cushing demuestra el valor de observar la presión arterial durante las operaciones médicas.

1900

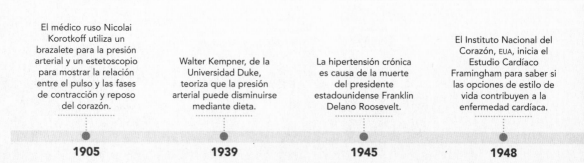

> **Punto de presión:** Aunque parece que siempre hemos escuchado hablar de los "factores de riesgo", el término se empleó por primera vez en 1961, en una investigación del Estudio Cardíaco Framingham.

▶ *Aunque la comunidad médica actual considera la dieta como una parte indispensable para disminuir la presión arterial, en las décadas de 1930 y 1940, los médicos ignoraban o ridiculizaban esfuerzos como los de Walter Kempner, de la Universidad Duke, que en 1939 aconsejaba a sus pacientes que cambiaran su dieta para disminuir la presión arterial. La dieta recomendada por Kempner, que consistía principalmente en arroz y fruta, parecía extraña en esos días de consumo de carne y papas de la cocina norteamericana.*

Así se inició uno de los estudios médicos más prolongados e influyentes en la historia. En los más de 50 años siguientes, (el estudio se amplió para incluir a las últimas generaciones de los residentes de Framingham), los científicos han utilizado la información del estudio para publicar más de 1,000 artículos sobre la investigación. Estos informes, como el de 1964 que señaló el tabaquismo como una amenaza para el corazón, han cambiado y salvado la vida de millones de personas.

Este estudio modificó las opiniones sobre la hipertensión. Antes de su inicio, los médicos creían que la hipertensión era parte necesaria del envejecimiento y que las personas mayores la necesitaban para mover la sangre a través de sus arterias más estrechas y prevenir una apoplejía. Muchos médicos se horrorizaron cuando salieron al mercado los medicamentos para ayudar a disminuir la presión arterial en la década de 1950. Consideraron que su uso constituía un procedimiento impropio, cuando en realidad hubieran salvado muchas vidas al disminuir la presión arterial a niveles seguros.

Desenmascararon a un asesino. En 1971, incluso los médicos más reacios vieron la luz. Fue el año en que la investigación de Framingham reveló que la hipertensión era algo malo a cualquier edad. La información indicó claramente que mientras

El médico ruso Nicolai Korotkoff utiliza un brazalete para la presión arterial y un estetoscopio para mostrar la relación entre el pulso y las fases de contracción y reposo del corazón.

Walter Kempner, de la Universidad Duke, teoriza que la presión arterial puede disminuirse mediante dieta.

La hipertensión crónica es causa de la muerte del presidente estadounidense Franklin Delano Roosevelt.

El Instituto Nacional del Corazón, EUA, inicia el Estudio Cardíaco Framingham para saber si las opciones de estilo de vida contribuyen a la enfermedad cardíaca.

1905   **1939**   **1945**   **1948**

más se elevara la presión arterial, mayor sería el riesgo de enfermedad cardíaca y apoplejía. El estudio ya había revelado, para pesar de muchos médicos, un importante e indiscutible vínculo entre la hipertensión y los factores del estilo de vida, como dieta, peso, tabaquismo y ejercicio.

Hipertensión arterial: el enemigo público No. 1

En la actualidad, la gente está mucho más consciente de la hipertensión que hace varias décadas. Esto se debe en parte a los incansables esfuerzos del Programa Nacional de

El caso Roosevelt

Los registros médicos de Franklin D. Roosevelt, el trigésimo segundo presidente de Estados Unidos, indican que su presión arterial aumentó en más de dos veces a niveles gravemente elevados durante los últimos 10 años de su vida. Los médicos no trataron su presión arterial creciente porque en ese tiempo era imprudente hacerlo. Y aunque los médicos de la Casa Blanca hubieran querido disminuir la presión arterial del presidente, no contaban con medicamentos para ello.

Según el médico personal de Roosevelt, la apoplejía que mató al presidente el 12 de abril de 1945 "salió de la nada". Transcurrieron años antes de que los científicos vincularan sin ninguna duda la hipertensión con la apoplejía, y antes de que los médicos empezaran a tratar el padecimiento de manera agresiva.

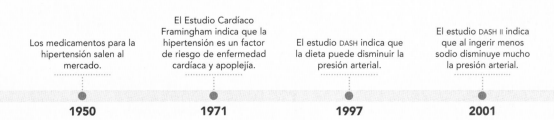

Los medicamentos para la hipertensión salen al mercado.	El Estudio Cardíaco Framingham indica que la hipertensión es un factor de riesgo de enfermedad cardíaca y apoplejía.	El estudio DASH indica que la dieta puede disminuir la presión arterial.	El estudio DASH II indica que al ingerir menos sodio disminuye mucho la presión arterial.
1950	**1971**	**1997**	**2001**

Educación sobre la Hipertensión, en Estados Unidos, una campaña para despertar la conciencia pública dirigida por una variedad de grupos profesionales y voluntarios, y coordinada por el Instituto Nacional del Corazón, Pulmones y Sangre (antes Instituto Nacional del Corazón), de los Institutos Nacionales de la Salud de ese país.

En 1972, antes de que se iniciara el programa de educación, menos de 25% de la gente de Estados Unidos sabía que la hipertensión podía causar apoplejía y ataque cardíaco. Hoy, 68% de los estadounidenses están conscientes de ese hecho mortal. Asimismo, muchas más personas controlan su hipertensión (27% comparado con 10% en la década de 1970).

> **Punto de presión:** Los investigadores creen que los medicamentos para la hipertensión han salvado la vida de más de un millón de personas desde 1980.

No hay duda al respecto: el Programa Nacional de Educación sobre la Hipertensión ha salvado vidas. Las muertes por apoplejía han caído 60% y las muertes por enfermedad de las arterias coronarias han disminuido cerca de 53% en Estados Unidos, durante las últimas tres décadas.

Sin embargo, nadie declara aún la victoria. Primero, el hecho de que 27% de los estadounidenses tienen bajo control su hipertensión significa que 73% no la tienen controlada. Segundo, las tendencias recientes no son tan alentadoras como las anteriores. Por ejemplo:

> La mejoría en el conocimiento y control de la hipertensión ha disminuido e incluso ha declinado ligeramente a partir de 1993. (Para tener una prueba sobre esta tendencia a la baja, lea *Su llamada de atención*, a la derecha.)

> El porcentaje de personas con apoplejía ha aumentado ligeramente durante la última década.

> El porcentaje de disminución en la enfermedad de las arterias coronarias parece estarse nivelando.

> Los médicos notan un incremento en los casos nuevos de insuficiencia renal que requieren diálisis (procedimiento

Su llamada de atención

Es necesario "despertar" ante los peligros de la hipertensión. Eso declararon los investigadores de la Clínica Mayo en un estudio realizado en 1999. Luego de examinar a 630 personas elegidas al azar en Minnesota para estudiar la hipertensión, los investigadores les hicieron dos preguntas: 1) ¿Algún médico le ha dicho que tiene hipertensión? y 2) ¿En la actualidad toma algún medicamento para la presión arterial?

Ahora, la parte inquietante: Los investigadores descubrieron que 370 de las personas examinadas tenían hipertensión, pero menos del 40% lo sabía. Del 44% de las personas del estudio con hipertensión que estaban siendo tratadas, sólo el 17% la tenía controlada. Un estudio similar llevado a cabo en la misma comunidad más de una década antes había indicado resultados más prometedores. ¿Escucha el sonido distante de una alarma que se apaga?

que utiliza una máquina para efectuar las funciones de los riñones, como filtrar la sangre y expulsar del cuerpo desechos dañinos, sal extra y fluidos). Los diabéticos necesitan la diálisis más que cualquier otro paciente que padezca una enfermedad, seguidos de los hipertensos.

A pesar de estos reveses, la ofensiva nacional norteamericana contra la hipertensión ha experimentado un éxito notable. El hecho de que usted esté leyendo este libro es un gran avance para el éxito que puede tenerse en el resto del mundo. Esto indica que usted se encuentra entre el 68% que al menos está consciente de los graves riesgos que implica la hipertensión para la salud. Es el momento de convertirse en uno del 27% que hace algo para disminuir esos riesgos. Sólo recuerde: Usted es el arquitecto de su propia presión arterial. Puede dejar de fumar, limitar el consumo de sal y alcohol, y asegurarse de hacer suficiente ejercicio.

¡Es tiempo de que controle su hipertensión!

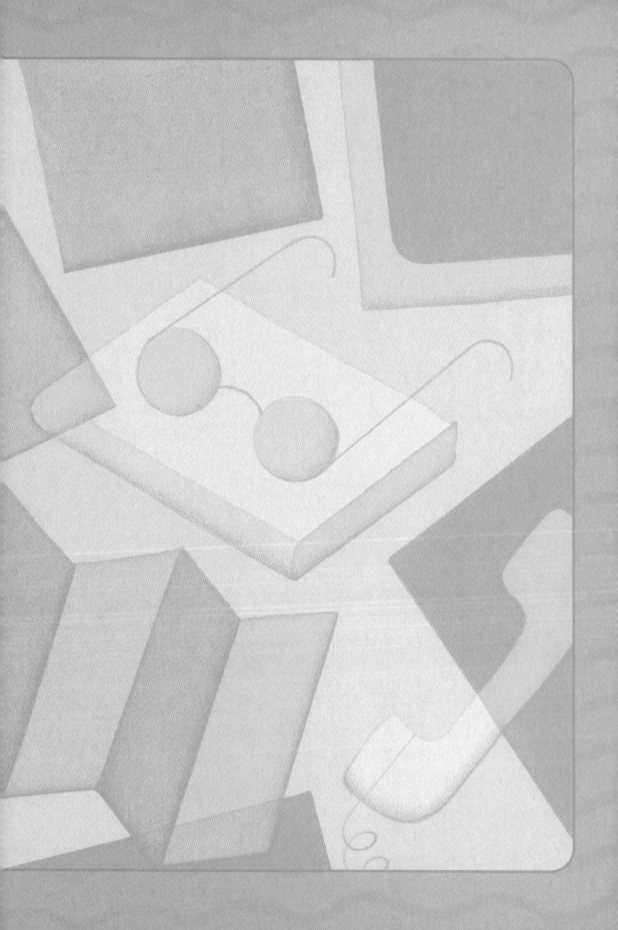

2 Acerca de la hipertensión

Como dice una conocida frase de uso común,

"El poder está en sus manos", y tiene que

usarlo para disminuir la hipertensión. Lo bueno

es que hay mucho que usted puede hacer para

mantenerla bajo control. Conocer los efectos

destructores de la hipertensión en los órganos

vitales puede convertir a una persona pasiva

en un defensor proactivo para disminuirla.

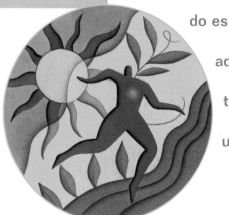

CONCEPTO CLAVE Los estudios indican que un paciente no informado es un paciente no tratado en forma adecuada. Con todo el conocimiento posible sobre la hipertensión, usted puede ayudar a controlarla.

Saber es poder

Antes de que pueda comprender lo que es la hipertensión, necesita saber cómo funciona la presión arterial. Y para entender eso, es necesario que sepa algo acerca del sistema cardiovascular, el cual está formado por el corazón (la parte cardio) y la enorme e intrincada red de vasos sanguíneos (la parte vascular) que se extiende por cada centímetro del cuerpo.

¿Le parece demasiado técnico o tedioso? ¿Piensa pasar directamente a los capítulos del tratamiento? Sería mejor que no lo hiciera. Mientras más sepa acerca del milagroso funcionamiento del corazón y los vasos sanguíneos, mejor podrá entender por qué es tan importante —crucial, en realidad— mantener bajo control la presión arterial.

Tómelo en serio. Los estudios realizados indican que sólo *después* de comprender de una manera amplia las consecuencias y el pronóstico de la hipertensión no tratada, las personas quedan convencidas de que deben considerar el padecimiento con la seriedad que merece. Este capítulo le indicará también cómo encajan en esta situación los pasos de acción mencionados en el Capítulo 1 y cómo, al seguirlos, usted puede salvar, literalmente, su vida.

Un detonador de presión

El corazón, que late en promedio 70 veces por minuto, tiene el papel principal en la historia de la presión arterial. Con cada latido libera un flujo de sangre del ventrículo izquierdo o cámara de bombeo principal (vea ilustración en la pág. 39). La sangre sale del ventrículo izquierdo por la aorta, el vaso sanguíneo más grande del cuerpo, y de inmediato se extiende por todo el cuerpo a través de una sorprendente y compleja red de vasos sanguíneos. Si extendiéramos los vasos sanguíneos, ¡medirían más de 96,000 km, o el doble del ecuador de la Tierra!

La fuerza está con usted. Una de las principales tareas del corazón es crear presión en la aorta, para que la sangre rica en oxígeno y nutrientes que sale del corazón sea llevada por el cuerpo hacia todas las células… 100 billones de ellas. La aorta se divide en arterias pequeñas y luego en otras aún más pequeñas y estrechas, llamadas arteriolas. En resumen, la presión arterial es la fuerza de la sangre que fluye a través de las arterias y ejerce presión contra las paredes de sus vasos.

> **Punto de presión:** Se necesita sólo un minuto para que el corazón bombee todo el abastecimiento de sangre (4.73 litros) a través del cuerpo. Por lo tanto, cada día el corazón bombea más de 6,800 litros de sangre.

Los vasos sanguíneos más pequeños del cuerpo son los capilares, que intercambian oxígeno y nutrientes de las arteriolas por bióxido de carbono y otros productos de desecho de las células. Una vez que tiene lugar ese intercambio, la presión del corazón sobre la sangre permite que la sangre "gastada" regrese al corazón a través de un sistema diferente de vasos sanguíneos conocidos como venas. Como un tren o autobús que hace paradas locales, la sangre se detiene primero en los pulmones, donde se oxigena. Luego va al corazón, donde es bombeada de nuevo hacia la aorta e inicia otra vez el recorrido.

De allí que parte de la presión en los vasos sanguíneos es buena, incluso vital.

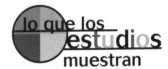

lo que los estudios muestran

▶ *Según la información del estudio Tratamiento Óptimo de la Hipertensión, las personas de más de 65 años con hipertensión responden mejor al tratamiento que las más jóvenes. Los pacientes mayores tratados con un antagonista (medicamento para la hipertensión) de calcio lograron niveles más bajos de presión arterial, con menor probabilidad de efectos secundarios, y necesitaron menos medicamentos que los más jóvenes para alcanzar los niveles de presión deseados.*

Presión arterial: cómo actúa

Para comprender mejor cómo actúa la presión arterial, imagine el grifo de su cocina. Una gran bomba de la ciudad (el corazón) envía agua (sangre) de un depósito subterráneo u otra fuente a las tuberías (las arterias) en su hogar. Al abrir la llave del agua, la presión empuja el líquido hacia su fregadero (las células). El agua corre por el desagüe hacia más tuberías (las venas), que la llevan de nuevo a una planta de procesamiento de agua para limpiarla y reciclarla.

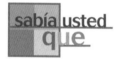

La sangre sale de la aorta del corazón o de los vasos sanguíneos más grandes a una velocidad de 38 cm por segundo. Para cuando llega a los pequeños capilares de los dedos de sus manos y pies, el flujo de la sangre ha disminuido de manera considerable a una velocidad de 0.05 cm por segundo.

Altas y bajas normales

Su presión arterial es durante el día como una montaña rusa. En general, se eleva cuando usted está activo y disminuye cuando está en reposo. La presión arterial suele ser más baja cuando duerme, porque los procesos corporales son más lentos, lo que crea menos demanda de oxígeno. Por otra parte, cuando el cuerpo se esfuerza (ya sea al correr para alcanzar el autobús o al levantar pesas en el gimnasio), los músculos necesitan más oxígeno. El corazón responde bombeando más sangre, lo que eleva la presión arterial.

Incluso cuando se pone de pie (luego de estar sentado ante el escritorio o en el cine), la presión arterial se eleva un poco. El cerebro reconoce que la sangre se acumuló en las piernas mientras estaba sentado, por lo que eleva la presión arterial para que esa sangre circule de nuevo.

> **Punto de presión:** La hipertensión no es un reflejo de su personalidad. Muchas personas calmadas, relajadas y apacibles tienen hipertensión; muchas personas tensas y nerviosas tienen una presión arterial normal.

Muchos factores pueden elevar la presión arterial en forma temporal, incluidos la comida (el cuerpo necesita sangre extra para la digestión), el consumo de alcohol, el estrés y las emociones fuertes como el temor y la ira. La presión arterial también cambia de acuerdo con la hora del día: tiende a estar más alta por la mañana, después de que usted despierta (un momento en que el cerebro necesita más sangre y oxígeno), y baja por la noche (cuando el cerebro disminuye su actividad).

Todas estas altas y bajas cotidianas no causan problemas. En general, sólo necesita preocuparse cuando su presión arterial se eleve lentamente por encima de un nivel saludable y permanezca así mes tras mes, año tras año.

El síndrome de Ricitos de Oro

Usted no querrá que su presión arterial se eleve o disminuya demasiado. Esperará que se mantenga dentro de un nivel normal y saludable o, como lo expresó Ricitos de Oro, "en su punto". Por fortuna, el organismo trata constantemente de ajustar la presión arterial para estar "en su punto". Esto lo logra valiendose de tres herramientas: corazón, arterias y riñones.

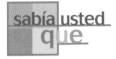

sabía usted que

▶ *Si trabaja en el turno de la noche, su presión arterial se eleva cuando se levanta, no cuando sale el sol. Esto se debe a que su cuerpo cambió su ritmo cotidiano o circadiano (incluso el de su presión arterial) para apegarse a su nuevo ciclo de sueño/vigilia.*

Cómo funciona el corazón

El latido cardíaco tiene dos etapas: **sístole (izq.)**, en la cual el músculo del corazón expulsa la sangre de la cámara de bombeo (ventrículos). La sangre del lado derecho del corazón va a los pulmones y la que está en el lado izquierdo es bombeada hacia la aorta, que alimenta las arterias. Durante la **diástole (der.)**, el músculo del corazón se relaja y expande para permitir que la sangre fluya hacia las cámaras de bombeo, desde las de contención (**aurículas**).

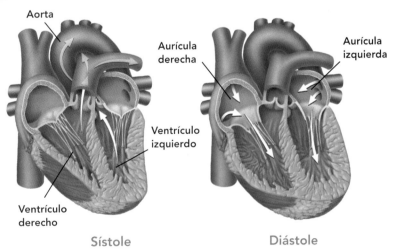

Aorta

Aurícula derecha

Aurícula izquierda

Ventrículo izquierdo

Ventrículo derecho

Sístole

Diástole

Aterosclerosis

La aterosclerosis (obstrucción en arterias por depósitos de grasa) eleva la presión arterial: los depósitos de placa se acumulan en el revestimiento de las arterias. Al agrandarse los depósitos, la circulación sanguínea disminuye y la presión arterial aumenta, lo que eleva el riesgo de ataque cardíaco, apoplejía y otros problemas vasculares.

Arteria normal

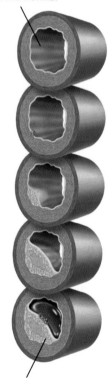

Arteria aterosclerótica

El corazón

Como ya se dijo, la acción de bombeo del corazón eleva la presión arterial. Mientras más fuerte trabaje el corazón (por ejemplo, al palear tierra o al estar tenso durante una entrevista de trabajo), mayor es la presión en las arterias. Pero también sucede lo contrario. Si usted está calmado o relajado (digamos en una tranquila playa tropical), su corazón bombea con más lentitud y la presión en los vasos sanguíneos disminuye.

Las arterias

La anchura de las arterias afecta también la presión arterial. Para distribuir el flujo de sangre que llega del corazón, las arterias están recubiertas de músculos suaves que se expanden o contraen al pasar la sangre. Mientras más abiertas y "elásticas" estén las arterias, menos resistencia tienen al flujo sanguíneo y se ejerce menor fuerza sobre sus paredes. Mientras menos elásticas estén las arterias, más se esfuerza el corazón para llevar la sangre a través de ellas.

Los riñones

Éstos son los reguladores "olvidados" de la presión arterial y sobre los cuales la gente sabe poco. Los riñones tienen un papel importantísimo en las altas y bajas de la presión arterial. Controlan la cantidad de sodio en el cuerpo y, por tanto, el agua que permanece en la sangre. (El sodio retiene agua.) Más agua significa más sangre que trata de abrirse paso por los vasos sanguíneos, y eso significa más presión en las paredes de esos vasos. Si hay menos agua en la sangre, hay menos presión.

El cerebro interviene

El corazón, las arterias y los riñones son los órganos más importantes en cuanto a la regulación de la presión arterial, pero no son los únicos. El cerebro y un sistema complejo de hormonas y enzimas también intervienen en el proceso.

Espías del cerebro. El cerebro interviene mediante la ayuda de pequeñas terminaciones nerviosas llamadas barorreceptores, nódulos o sensores ocultos en las paredes de las arterias principales, así como en el corazón y los pulmones. Los barorreceptores actúan como espías y registran la presión sanguínea. Si notan un cambio, de inmediato envían un mensaje al cerebro, el cual ordena al cuerpo que libere un ejército de hormonas para que el corazón trabaje más despacio o se acelere, y para que las arterias se dilaten o se estrechen.

Dos de las hormonas que reciben del cerebro las órdenes para actuar son la epinefrina y la norepinefrina, llamadas también adrenalina y noradrenalina. Si usted está muy estresado o tenso, como cuando un ruido lo asusta o cuando habla en público, el cerebro ordena a las glándulas adrenales que liberen estas hormonas, conocidas como "hormonas del estrés", las cuales, al invadir su cuerpo, hacen que el corazón lata con mayor rapidez y que las arterias se estrechen, lo que eleva la presión arterial.

Un trío terrible. Otras tres hormonas (renina, angiotensina y aldosterona) se unen para regular la presión arterial. El proceso se inicia con la enzima renina, producida principalmente por las células renales. Una vez liberada en la sangre, la renina explora y reacciona con la proteína angiotensina (producida por el hígado) para formar un nuevo compuesto más poderoso: la angiotensina II.

Elevar la presión arterial es una de las tareas clave de la angiotensina II, la cual realiza su labor de dos maneras: primero, ordena a los vasos sanguíneos que se estrechen. Segundo, ayuda a crear aldosterona, hormona que hace que los riñones se abastezcan de sodio (sal). Recuerde: mientras más sodio haya en el cuerpo, mayor retención habrá de líquido, y al haber más líquido, más se elevará la presión arterial.

Algunos medicamentos (inhibidores de la enzima convertidora de angiotensina y bloqueadores del receptor de angiotensina II) bajan la presión al controlar esas tres hormonas.

Diga NO a la hipertensión

En años recientes, los científicos añadieron óxido nítrico, una molécula del cuerpo, al arsenal conocido de reguladores de la presión arterial. Creado a partir de un aminoácido llamado L-arginina, se descubrió que el óxido nítrico relaja y abre los vasos sanguíneos, lo cual ayuda a disminuir la presión arterial.

Algunas personas son incapaces de convertir la L-arginina en óxido nítrico. Eso no es bueno, porque significa que los vasos sanguíneos permanecen tensos y rígidos y su presión arterial se eleva. Los científicos no saben por qué a veces no tiene lugar la conversión.

La verdad acerca de la hipertensión

La hipertensión perpetua afecta mucho al cuerpo. Los órganos principales (en especial arterias, corazón, cerebro, riñones y ojos) no están equipados para manejar una presión constante. Necesitan tiempo para relajarse y recuperarse, o sufren las consecuencias.

Las pruebas médicas son claras: si no se trata, la hipertensión puede causar mucho daño en el organismo y problemas médicos graves. Así es como, con el tiempo, los órganos sucumben ante la presión.

La presión arterial se eleva cuando...

...El corazón bombea con más fuerza
...Los vasos sanguíneos se estrechan
...Los vasos sanguíneos pierden flexibilidad y se tornan duros y rígidos
...El volumen de sangre aumenta

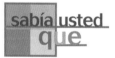

sabía usted que

▶ *La presión arterial es más fuerte en la aorta, la arteria que sale del ventrículo izquierdo del corazón. ¿Cuánto es más fuerte? ¡Si se cortara la aorta, la sangre brotaría a una altura de entre 1.50 y 1.80 metros!*

Cómo llega la presión a las arterias

La hipertensión no controlada puede desencadenar un círculo vicioso de sucesos que hacen cada vez más difícil que las arterias lleven la sangre por el cuerpo (un padecimiento potencialmente peligroso llamado aterosclerosis).

Restringido y estrecho. El ciclo es así: la presión constante de la sangre extra que pasa por las arterias engruesa y endurece los músculos arteriales y estrecha el conducto de los vasos sanguíneos. La presión elevada daña también el recubrimiento interior de las arterias. Las células de la sangre (llamadas monocitos y plaquetas) y los depósitos de grasa se juntan en las áreas dañadas y forman una placa sólida que estrecha el canal a través del cual fluye la sangre. (Es el equivalente al óxido que se forma en el interior de las tuberías metálicas.)

Aclaración

El endurecimiento de las arterias se conoce como *arteriosclerosis,* de la palabra griega *sklerosis,* que significa "endurecer". La obstrucción de las arterias por depósitos de grasa y plaquetas se llama *aterosclerosis,* de la palabra griega *ather,* que significa "potaje". (Los científicos pensaron que los depósitos de grasa suaves eran semejantes a su desayuno.) Estos dos términos a menudo se usan equivocadamente en el mismo sentido. En *Controle su hipertensión* usaremos el término que corresponda.

Esto es una muy mala noticia para los órganos y los tejidos, cuyo abastecimiento de sangre disminuye considerablemente por el proceso. Afecta en gran medida al corazón, que tiene que bombear con más vigor para que la sangre pase por las arterias reducidas. Mientras más fuerte bombee el corazón, mayor es la presión arterial y el daño a las arterias.

Un problema más. Cuando un vaso sanguíneo se debilita, su pared puede formar un abultamiento, como un saco, llamado aneurisma. Con el tiempo, el aneurisma puede filtrar o reventarse, inundando de sangre el tejido a su alrededor (hecho que amenaza la vida). Los aneurismas suelen desarrollarse en una arteria del cerebro o en la aorta, en especial donde la arteria pasa por el abdomen.

¡Atención! Signos de un aneurisma

Por desgracia, los aneurismas rara vez producen algún síntoma en sus primeras etapas. Los aneurismas avanzados a veces envían señales de advertencia. Si experimenta alguno de los siguientes síntomas, llame de inmediato al médico:

- Dolor de cabeza agudo que no desaparece
- Dolor abdominal o de espalda constante
- Desvanecimiento
- Sangrado nasal
- Visión borrosa

Cómo afecta la presión al corazón

La hipertensión es un problema doble para el corazón. Primero, porque aumenta el riesgo de desarrollar enfermedades de las arterias coronarias o de daño a los vasos sanguíneos principales (arterias coronarias) que alimentan el corazón. La placa es culpable de esto; su formación estrecha las arterias coronarias y reduce la cantidad de sangre que fluye por éstas.

Con el tiempo, el músculo del corazón no recibe suficiente oxígeno para satisfacer las demandas del cuerpo. Cualquier esfuerzo, ya sea caminar aprisa, trabajar en el patio o tener sexo, aumenta la tensión en el corazón y puede originar angina de pecho, un dolor temporal en el pecho. La angina es la llamada de atención del corazón. Debe escuchar su advertencia y buscar tratamiento; si no lo hace, el flujo de sangre al corazón puede llegar a detenerse y sufrirá un ataque cardíaco.

>**Punto de presión:** Las personas con hipertensión tienen mayores probabilidades de morir por enfermedades de las arterias coronarias y sus complicaciones, como un ataque cardíaco, que por cualquier otra causa.

Agotamiento por trabajo. La hipertensión desgasta el corazón. Mientras más elevada es la presión arterial, más trabaja el músculo del corazón para bombear la sangre a la aorta. El trabajo extra agranda el corazón, en especial las paredes de su cámara de bombeo principal, el ventrículo izquierdo. A este agrandamiento se le llama hipertrofia ventricular izquierda. Pero el que sea más grande no es lo mejor. El engrosamiento de las paredes del ventrículo izquierdo reduce la cantidad de sangre que la cámara puede contener, cosa que obliga al corazón a bombear con más fuerza para que fluya suficiente sangre por el cuerpo. Así, el corazón se agranda y debilita aún más.

¿En qué termina todo esto? A menudo, desafortunadamente, en una falla cardíaca congestiva, un padecimiento en el que el corazón agrandado y desgastado no puede bombear con la suficiente rapidez para mantener la circulación adecuada de la sangre. El fluido rezagado de la sangre en los vasos se filtra en las vías respiratorias pequeñas de los pulmones, las "congestiona" y causa falta de aliento. El fluido también se acumula en piernas y tobillos, originando una hinchazón llamada edema. Al fin, si el padecimiento no se trata, el corazón deja de bombear.

¡Atención! Signos de ataque cardíaco

Si experimenta alguno de los siguientes síntomas, busque de inmediato atención médica de emergencia:

- ◗ Opresión incómoda o dolor en el pecho
- ◗ Dolor que se extiende del pecho hacia hombros, brazos (en especial el brazo izquierdo) o cuello
- ◗ Mareo, desvanecimiento, sudoración, náusea o falta de aliento

Cómo afecta la presión al cerebro

Posibilidad 1: La hipertensión favorece la formación de placa, la cual estrecha una arteria que alimenta al cerebro. Un coágulo de sangre se atora en el espacio comprimido y bloquea el flujo de sangre. Las células del cerebro, sin oxígeno, mueren con rapidez. Esto se llama ataque isquémico y puede ser fatal.

Posibilidad 2: La presión debilita las paredes de una arteria del cerebro, lo cual crea un aneurisma. Al reventarse el aneurisma, la sangre se derrama en el cerebro, aumenta la presión bajo el cráneo y daña el tejido circundante. Esto es una hemorragia cerebral y puede ser fatal.

Posibilidad 3: Un coágulo bloquea el flujo de sangre hacia el cerebro, pero no totalmente o sólo por muy poco tiempo. Algunas células cerebrales se dañan permanentemente, pero por lo general en pequeña escala y de manera poco considerable, al principio. Ahora la investigación sugiere que con el tiempo estos "miniataques" (llamados oficialmente isquemia cerebral transitoria) pueden disminuir la capacidad de pensar de una persona y aumentar el riesgo de desarrollar demencia. Son

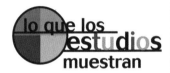

lo que los estudios muestran

◗ *Si controla su presión arterial cinco años o más, el riesgo de tener un ataque cardíaco disminuye 20%. Mejor aún: el riesgo de insuficiencia cardíaca por congestión venosa se reduce a la mitad.*

◗ *Según un estudio en los Archivos de Medicina Interna, la presión del pulso puede predecir con precisión complicaciones cardiovasculares en personas mayores con hipertensión. La presión del pulso refleja la rigidez de las arterias, lo que puede ser tan importante para determinar el riesgo de ataque cardíaco como las arterias bloqueadas.*

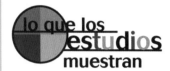

○ *Los investigadores descubrieron que las personas con hipertensión, pero sanas en otros aspectos, tenían peor memoria y pensaban con mayor lentitud que las personas de la misma edad que no tenían hipertensión. La buena noticia: otro estudio indicó que este desgaste del cerebro puede evitarse si se esfuerza por mantener más baja la presión arterial. Los investigadores opinan que al tratar la hipertensión se evita que los vasos sanguíneos se endurezcan, y así se asegura un flujo adecuado de sangre al cerebro.*

también señales importantes de advertencia de que se puede tener mayor riesgo de una isquemia cerebral total.

¡Atención! Signos de apoplejía

Si experimenta alguno de los siguientes síntomas, busque atención médica de emergencia.

○ Entumecimiento o debilidad repentinos en cara, brazos o piernas, en especial en un lado del cuerpo

○ Confusión mental repentina

○ Dificultad repentina al hablar o entender lo que se habla

○ Dificultad repentina para ver con uno o ambos ojos

○ Dificultad repentina al caminar, mareo o pérdida del equilibrio o la coordinación

○ Dolor de cabeza repentino, fuerte, sin ninguna causa conocida

Cómo afecta la presión a los riñones

La hipertensión puede interferir con una de las tareas importantes de los riñones: filtrar los productos de desecho en la sangre, para poder excretarlos en la orina. La hipertensión afecta este proceso al estrechar las arterias que llegan a los riñones o al dañar en forma directa las que están en el interior de los riñones (o ambas cosas).

> **Punto de presión:** La hipertensión es responsable del 25% de las insuficiencias renales. Sólo la diabetes provoca que más riñones dejen de funcionar.

De cualquier manera, sin un abastecimiento generoso de sangre, los riñones son menos eficientes, lo cual los afecta doblemente. Los riñones son menos eficientes para retirar el fluido debido al daño causado por la hipertensión. Esto, a su vez, puede causar hipertensión más elevada, ya que los riñones no serán capaces de retirar el exceso de fluido y sodio de la corriente sanguínea, lo que daña aún más los órganos.

Cómo detener este proceso. A no ser que se detenga el ciclo, los riñones con el tiempo dejan de funcionar. Esto se llama enfermedad renal en etapa final. Si llega a padecerla, necesitará tratamiento con diálisis para mantener el funcionamiento de los riñones (y para mantenerse con vida) o una operación de trasplante de riñón.

| ¡Atención! | Signos de enfermedad renal |

Si experimenta alguno de estos síntomas, visite al médico:

- Necesidad frecuente de orinar, sobre todo en la noche
- Dificultad para orinar
- Dolor o ardor al orinar
- Abotagamiento alrededor de los ojos e hinchazón de manos y pies
- Dolor en la espalda baja
- Sabor y olor desagradable en la boca

Cómo afecta la presión a los ojos

Es la misma historia de siempre: la hipertensión amenaza la visión al dañar las arterias, aunque, en este caso, las víctimas son los delicados vasos sanguíneos que llevan sangre a los ojos. El oculista detecta este daño al examinar los ojos. Durante un examen de la vista suele diagnosticarse la aterosclerosis y la hipertensión. Si los vasos sanguíneos de los ojos están dañados, existe la posibilidad de que se encuentren bajo presión en otras partes del cuerpo. Cuando se diagnostica aterosclerosis, es probable que también haya hipertensión.

Cuando hay hipertensión en los ojos. La parte de los ojos más susceptible al daño por hipertensión es la retina, la capa nerviosa en la parte posterior del ojo que capta la luz y envía las imágenes visuales al cerebro. Las arterias debilitadas en la retina pueden reventarse y filtrar sangre y fluido al tejido circundante. Ésta es una complicación grave que puede dar como resultado la pérdida de la visión.

Si le diagnosticaron hipertensión, debe asegurarse de visitar al oculista (oftalmólogo) al menos una vez al año. Por suerte, al disminuir la hipertensión, disminuye también el riesgo de desarrollar problemas oculares graves. Sin embargo, in-

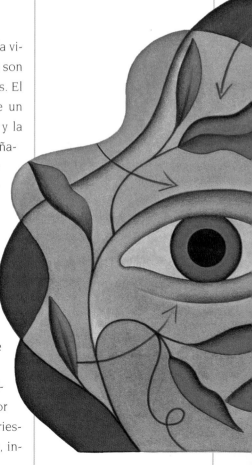

sabía usted que

▶ *La gran mayoría de los ataques de apoplejía (alrededor de 70%) es causada por la hipertensión. Al disminuir ésta, se reduce siete veces el riesgo de sufrir un ataque de aplopejía.*

cluso después de tener bajo control la presión arterial, debe continuar haciéndose un examen anual de la vista, como una medida de precaución.

¡Atención! **Signos de problemas en la visión**

Si experimenta alguno de los siguientes síntomas, visite de inmediato al médico:

- Visión de "destellos" de luz o pequeños objetos flotando en los ojos
- Presencia de un "velo" o "sombra" en los ojos
- Visión borrosa o brumosa

Las dos caras de la hipertensión

La hipertensión puede ser de dos tipos: la primaria (esencial) o la secundaria. Lo más probable es que usted tenga hipertensión primaria. El 95% de los diagnósticos de hipertensión son del tipo primario.

La diferencia esencial

Primero examinemos términos: la antigua designación (hipertensión esencial) es en realidad un término erróneo. El término se creó al inicio del siglo XIX y pareció correcto hasta cerca de 1972, cuando los científicos descubrieron que tener hipertensión no era exclusivo del proceso de envejecimiento. (Los médicos pensaban, erróneamente, que mientras más elevada estuviera la presión arterial, mayor probabilidad se tenía de que la sangre llegara a los órganos vitales. La regla era: la presión arterial debía ser de 100 más la edad.) En la actualidad sabemos que lo único esencial es tratar la hipertensión y disminuirla. Como resultado, los médicos prefieren llamar primaria a este tipo de presión arterial y no esencial.

Un padecimiento en busca de una causa. La hipertensión primaria no tiene una causa obvia. Por eso es posible que su médico encoja los hombros cuando usted le pregunte: "¿Por qué esto me pasa a mí?"

> **Punto de presión:** Aunque hay factores de riesgo conocidos para la hipertensión primaria, los investigadores no saben por qué estos factores conducen a una elevación anormal continua de la presión arterial.

Factores como la dieta, la falta de ejercicio, el exceso de peso, el consumo excesivo de alcohol y el tabaquismo aumentan el riesgo. Los investigadores concluyeron que los factores de riesgo de la hipertensión son aditivos; mientras más se tengan, mayor será la probabilidad de desarrollar hipertensión severa. El misterio es que no todos, con los mismos factores de riesgo, desarrollan hipertensión, así que debe haber algo más.

Los investigadores estudian defectos genéticos que podrían contribuir a la hipertensión. Para casi todos los investigadores, la hipertensión primaria es resultado de la interacción compleja de muchos factores (no todos relacionados con el ADN). Diferentes factores pueden afectar a distintas personas, lo que quizá explica por qué la hipertensión primaria no tiene un tratamiento igual para todos. La buena noticia es que casi todos los factores de riesgo de hipertensión primaria pueden controlarse.

La otra hipertensión

A diferencia de la hipertensión primaria, cuyos orígenes son misteriosos y que no tiene cura, la hipertensión secundaria es causada por problemas identificables en otras partes del cuerpo que, en muchos casos, se pueden corregir. Si tiene hipertensión secundaria, usted forma parte de la minoría. Sólo 5% de las personas padecen este tipo de hipertensión. Una vez tratada o curada la causa de la hipertensión secundaria, la presión suele volver a la normalidad. Dichas causas incluyen:

Problemas en los riñones. Cuando hay alguna enfermedad en los riñones (como inflamación o una lesión), estas fábricas de filtrado no funcionan, por lo que no pueden retirar los desechos y el exceso de agua del torrente sanguíneo. Cuando los riñones notan sus fallas por no recibir suficiente sangre para efectuar sus tareas, envían más hormona renina a la corriente sanguínea para ayudar a elevar la presión. Como podrá

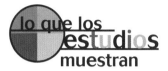

lo que los estudios muestran

● *Según un estudio en la Revista de la Asociación Médica Norteamericana, la apnea del sueño (cese intermitente de la respiración durante el sueño) parece ser un factor de riesgo independiente de hipertensión. Aunque los investigadores no pueden explicar cómo la apnea del sueño aumenta el riesgo, animan a las personas que la padecen para que la traten mediante la pérdida de peso o con el uso continuo de un aparato de presión positiva de aire que mantiene abiertas las vías respiratorias durante el sueño.*

usted adivinar, la presión arterial más elevada no es buena para el resto del cuerpo ni para los riñones.

Problema en la aorta. En este caso, la aorta (la arteria más grande) se estrecha en algún punto en el área del pecho. El resultado: el corazón bombea con más vigor para enviar la sangre a través de la abertura reducida, lo cual eleva la presión arterial arriba de la parte estrecha de la aorta, mientras que la presión arterial abajo de la abertura estrecha es normal o baja.

El embarazo: hipertensión y maternidad

Si padece hipertensión, puede tener un embarazo normal y un bebé sano. Millones de mujeres con hipertensión lo pueden testificar. Sin embargo, el hecho de tener hipertensión pone a su bebé y a usted en mayor riesgo de complicaciones. Por ejemplo, usted podría experimentar accesos o alguna lesión renal. Su bebé podría nacer prematuramente o con daño cerebral. Estos problemas son poco comunes, pero reales.

Es mejor hablar con el médico antes de embarazarse. Algunos medicamentos para la hipertensión no deben tomarse durante el embarazo y su médico quizá requiera cambiar su prescripción.

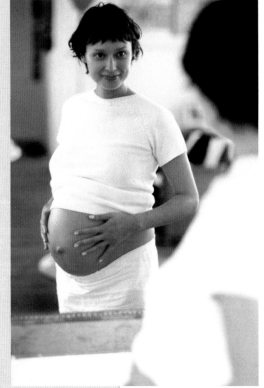

Si desarrolla hipertensión por primera vez al estar embarazada (casi siempre durante los últimos tres meses del embarazo), debe saber que esas elevaciones de la presión tienden a ser ligeras y vuelven a la normalidad al terminar el embarazo. Pero considere este episodio como una señal de advertencia de que está en riesgo de desarrollar hipertensión más adelante en su vida.

Aunque el medicamento no es necesario en casos ligeros de hipertensión causada por embarazo, el médico quizá pida que cambie sus hábitos alimentarios y que incluya más cereales integrales, frutas, verduras y productos lácteos semidescremados, pues todos estos alimentos ayudan a disminuir la presión arterial.

> **Punto de presión:** La hipertensión en niños pequeños (fenómeno no común) suele deberse a una aorta estrechada. Con el tiempo, la aorta del niño puede crecer lo suficiente y trabajar en forma adecuada o bien, se puede hacer una cirugía.

Problema adrenal. Arriba de los riñones se encuentran las glándulas adrenales, las cuales liberan hormonas que controlan todo, desde la función sexual hasta la digestión. Un tumor desarrollado en una de esas glándulas causa diversos cambios en el organismo, que incluyen el aumento de la presión arterial. De acuerdo con su ubicación, el tumor puede hacer que la glándula adrenal produzca demasiadas hormonas aldosterona, adrenalina o cortisol, que pueden elevar la presión arterial.

Problema en la tiroides. Las hormonas producidas por la glándula tiroides regulan todos los aspectos del metabolismo. Cuando el órgano libera una hormona en exceso, el corazón se acelera y el sistema cardiovascular se esfuerza demasiado, lo cual causa hipertensión. La disminución de las hormonas de la tiroides también eleva la presión arterial por distintas razones.

Problema por medicamentos. Necesita estar muy alerta al tomar algunos medicamentos. Aunque las píldoras anticonceptivas elevan ligeramente la presión arterial de la mayoría de las mujeres, en algunos casos pueden desencadenar la hiper-

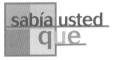

sabía usted que

▶ *Una cuarta parte de las mujeres con hipertensión inducida por el embarazo desarrollan un padecimiento muy grave llamado preclampsia, el cual suele aparecer de pronto. Los tres signos principales de preclampsia son elevación de la presión arterial, hinchazón excesiva en manos y pies, y un nivel alto de proteína en la orina (sólo un análisis de laboratorio indica esto). Otros síntomas son dolor de cabeza, dolor estomacal y problemas en la visión. Si experimenta alguno de estos síntomas durante el embarazo, llame de inmediato al médico.*

Datos para saber si se trata de hipertensión secundaria:

■ ¿Su presión arterial se eleva de pronto?

■ ¿Tiene lecturas muy altas de presión arterial?

■ ¿Experimenta cambios importantes en la presión arterial?

■ ¿Tiene otros síntomas no comunes?

Si respondió sí a alguna de estas preguntas, quizá tenga hipertensión secundaria y no primaria. Hable con su médico.

tensión. Medicamentos como remedios para el resfriado, descongestionantes nasales, supresores del apetito y antiinflamatorios sin esteroides pueden elevar la presión arterial (la aspirina no tiene este efecto), igual que otros medicamentos, como la cortisona y la prednisona. Beber mucho (tres o más bebidas alcohólicas al día) o consumir drogas, como la cocaína y las anfetaminas, también provoca que se eleve la presión arterial.

Control, control: cómo diagnosticar la hipertensión

Como la presión arterial suele no causar síntomas hasta que es demasiado tarde, necesita que se la tomen. Para esto no se requieren agujas, ni extraer sangre, ni procedimientos agresivos. Sólo necesita sentarse unos minutos, extender el brazo, y que una enfermera o un médico lleven a cabo una prueba sencilla e indolora.

Para medir la presión arterial

El aparato que mide la presión arterial es de uso fácil, pero de difícil pronunciación: ¿puede pronunciar esfigmomanómetro? El primer modelo práctico se inventó en 1880 y su diseño se ha mejorado a partir de entonces. El esfigmomanómetro consiste en un brazalete inflable, una bomba de aire y un medidor similar a un termómetro. Algunos esfigmomanómetros modernos tienen una carátula redonda activada por un medidor de presión o son electrónicos y producen lecturas digitales. Cada tipo de medidor de presión arterial tiene sus ventajas y desventajas (vea los recuadros e ilustraciones a la derecha).

El aparato funciona así: se coloca un brazalete de hule alrededor de la parte superior del brazo. El brazalete se infla con aire, para que oprima la arteria grande del brazo y la sangre que fluye por ella se detenga. Se abre una válvula para liberar el aire del brazalete y la sangre vuelve a fluir por la arteria.

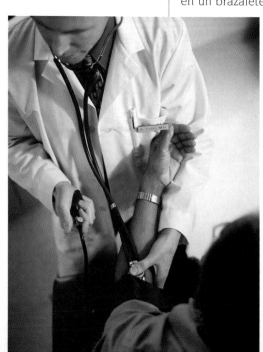

Los medidores: pros y contras

Si decide tomarse la presión arterial en casa o el médico le recomienda que lo haga, tiene tres opciones de esfigmomanómetros.
La mayoría de los expertos recomienda el modelo aneroide.

Mercurio

Ventajas	Desventajas
Durable; de fácil lectura; no necesita reajuste para permanecer preciso.	Difícil de transportar; si se rompe, el mercurio puede ser peligroso; es de uso complicado para las personas que tienen dificultad para utilizar las manos o las que tienen problemas auditivos.

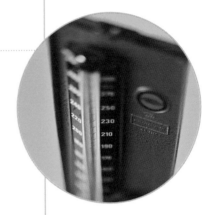

Manómetro aneroide

Ventajas	Desventajas
Peso ligero; portátil; no costoso; algunos tienen carátulas extragrandes para una lectura más fácil; algunos incluyen estetoscopio.	Se debe revisar la precisión del medidor anualmente compa-rándolo con un modelo de mercurio; las partes se dañan con facilidad; su uso se dificulta a personas con problemas auditivos o para utilizar las manos.

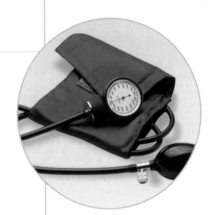

Electrónico (digital)

Ventajas	Desventajas
La unidad única facilita su uso; portátil; indicador grande, de fácil lectura; adecuado para personas a las que se les dificulta utilizar las manos o con problemas auditivos.	Costoso; menos preciso que los manómetros aneroides; se debe revisar la precisión del medidor comparándolo anualmente con un modelo de mercurio; las partes se dañan con facilidad; suele producir lecturas imprecisas.

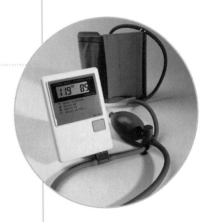

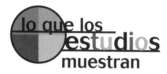

lo que los estudios muestran

● *Antes de telefonear a casa, considere esto: investigadores alemanes descubrieron que el uso del teléfono celular durante media hora eleva la presión arterial significativamente. No tiene que sostener una charla acalorada, ni siquiera una conversación, para que la presión arterial se eleve. Los campos de radiofrecuencia electromagnética que emiten los teléfonos móviles elevan, por sí solos, la presión arterial. Los investigadores piensan que quizá se debe a que compriman las arterias.*

Escuche con atención. Al usar un estetoscopio colocado en el doblez del brazo y directamente sobre la arteria, el médico escucha cuando la sangre se libera; primero escucha un golpeteo (el sonido del corazón al contraerse y bombear sangre a través de la arteria) y luego observa el medidor de presión para hacer una lectura, la cual corresponde a la presión sistólica o presión máxima con la que fluye la sangre por las arterias. Luego, el médico escucha hasta que el golpeteo desaparece (el sonido del corazón en descanso, entre latidos) y observa de nuevo el medidor, que indica la presión diastólica o la presión más baja en las arterias.

Una, dos, tres... o más pruebas

Ninguna prueba médica es infalible, ni siquiera la de la presión arterial. Muchos factores influyen en una lectura de presión arterial: lo que comió ese día, si se siente acelerado o si está calmado, cualquier medicamento que haya tomado (incluidos los que se venden sin receta) y hasta sus emociones en el momento en que le están colocando el brazalete, como por ejemplo, ¡preocuparse porque le tomen la presión arterial!

Tomemos la charla como ejemplo. En un estudio francés realizado a personas con hipertensión, los niveles de la presión sistólica y diastólica se elevaron cuando los participantes charlaron, y permanecieron elevados por un tiempo cuando la plática cesó. Permanecer sentados en silencio después de hablar resultó menos efectivo para disminuir la presión arterial que leer un periódico o una revista.

> **Punto de presión:** Como las lecturas de la presión arterial pueden ser imprecisas, los médicos no diagnostican hipertensión hasta que toman la presión al menos en tres ocasiones distintas. Tomar la presión arterial varias veces es especialmente importante para las personas de más de 65 años, porque la presión tiende a ser más errática a medida que envejecemos.

Somos humanos. Las enfermeras y los médicos también cometen errores al leer la presión arterial. Después de todo, nadie es perfecto. Si considera que las cifras de su presión arterial no son correctas (quizá son muy diferentes a las de su última lectura), pida que se la tomen de nuevo. La precisión es muy importante, porque hasta un cambio ligero hacia arriba o hacia abajo en la presión sistólica o en la diastólica puede ser la diferencia entre una lectura normal y una alta.

¡CUIDADO!

¿Está intrigado por esos monitores para medir la presión arterial, en los que introduce el dedo en un anillo plástico y oprime un botón? No desperdicie el dinero. Las lecturas de esos monitores digitales son muy imprecisas. Lo mismo sucede con las máquinas para tomar la presión en las que introduce monedas y que suelen estar en centros comerciales o en farmacias.

Consejos para obtener una buena lectura

- Dedique suficiente tiempo para llegar a su cita con el médico. Al apresurarse, puede elevar su presión arterial.

- Use ropa que facilite la exposición de un brazo desnudo, para que puedan colocarle el brazalete.

- Evite la cafeína al menos 30 minutos antes de su lectura, pues puede elevar temporalmente la presión arterial.

- No fume al menos 30 minutos antes de su lectura.

- Repose tranquilo cinco minutos, mínimo, antes de la lectura.

- No hable mientras le toman la presión arterial. Además de elevar la presión arterial, si habla es más difícil para la persona que se la toma escuchar los latidos del corazón.

- Siéntese erguido, con los pies en el piso. Si cruza las piernas, puede afectar la lectura.

- Durante la lectura, mantenga el brazo extendido al mismo nivel del corazón. Mejor aún, apoye el brazo sobre una mesa, al nivel del corazón.

- Asegúrese de usar un brazalete del tamaño adecuado. Las personas con brazos anchos necesitan brazaletes anchos.

- Asegúrese de que le tomen dos lecturas en cada sentada. Es recomendable que le tomen una lectura en cada brazo.

Números decisivos: lo que significa su lectura

Tanto la presión sistólica como la diastólica son importantes, por eso las lecturas de la presión arterial siempre se describen con dos cifras. Estas cifras se anotan una antes de la otra, divididas por una barra oblicua. La presión sistólica va primero, seguida de la presión diastólica.

Las medidas de la presión arterial se dan en milímetros de mercurio, lo cual se abrevia mm Hg. Una lectura de presión arterial de 130/90 mm Hg (se lee "130 sobre 90") significa que tiene una presión sistólica de 130 mm Hg y una presión diastólica de 90 mm Hg. Ahora, ¿qué significan esos números en términos de su salud?

Cifras óptimas

Si tiene menos de 120 de presión sistólica o menos de 80 de presión diastólica, felicidades: son las cifras adecuadas. Su presión arterial es la que les gusta ver a los expertos en la salud. Sus números significan que su corazón no tiene que esforzarse para bombear la sangre a través del cuerpo y que los vasos sanguíneos están en buen estado para funcionar.

Sin embargo, no se duerma en sus laureles. Como la vida, su presión arterial cambia. Aunque no hay seguridad de que ésta aumente con la edad, tiende a elevarse en muchos casos. Continúe con los hábitos de salud y asegúrese de que le tomen de nuevo la presión arterial en dos años.

Cifras normales

Si su número sistólico está entre 110 y 129, y el diastólico está entre 80 y 84, usted se encuentra bien, pero no tanto como debería. Su corazón trabaja más de lo necesario y es probable que haya sufrido algún daño, al igual que los vasos sanguíneos.

Necesita tomar medidas ahora (como hacer más ejercicio y comer alimentos saludables) para revertir esta tendencia y volver a tener la presión arterial en niveles óptimos. (Éstos son los

Presión arterial: la prueba en casa

Tomar la presión arterial en casa a veces es clave para la evaluación y el tratamiento. En lugar de que usted se tome la presión, el médico le proporcionará un aparato portátil automático, programado para tomarle la presión cada 10 a 30 minutos, durante 6 a 24 horas. Los resultados se almacenan en la memoria. Se usa cuando:

- El médico sospecha que tuvo usted una lectura artificialmente alta en el consultorio y desea saber si su presión arterial es normal cuando está en casa.

- Usted se queja de mareo y otros síntomas a ciertas horas del día y el médico desea saber si su presión arterial es la causante. Esto ocurre durante los ajustes con el medicamento o después de introducir un medicamento nuevo.

- Tiene hipertensión difícil de controlar y el médico requiere saber cuánto fluctúa su presión arterial.

pasos de acción sobre los que leyó en el Capítulo 1; los describiremos con más detalle más adelante en el libro.) Su médico debe volver a tomarle la presión arterial en dos años.

Lectura alta normal

Si su cifra sistólica está entre 130 y 139, y la diastólica entre 85 y 89, se encuentra al borde del precipicio. Oficialmente, usted no tiene hipertensión, pero su corazón y sus arterias están, sin lugar a dudas, bajo una tensión extra. Podría desarrollar alguno de los problemas graves asociados con la hipertensión, como un ataque cardíaco, apoplejía o incluso una enfermedad de los riñones.

Un estudio indicó que los hombres con lecturas de 120 a 139/80 mm Hg tenían un riesgo dos veces y media mayor de morir de una enfermedad cardíaca que los que tenían lecturas menores de 120/80. La noticia no fue mejor para las mujeres: su riesgo de morir de una afección cardíaca era cinco veces mayor.

Esta categoría es muy discutible. Muchos expertos consideran que sus límites superiores son demasiado altos. En 1999, la

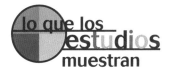

lo que los estudios muestran

▶ *Un estudio sugiere que los dolores de cabeza pueden indicar hipertensión en etapa 1 o etapa 2, lo que contradice la opinión de muchos expertos acerca de que la hipertensión no tiene ningún síntoma. El control de la presión arterial con medicamento redujo de manera significativa la incidencia de los dolores de cabeza.*

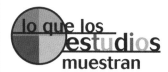

lo que los estudios muestran

▶ *Un estudio indicó que el 7% de los hombres con hipertensión en etapa 1 tenía el corazón con el ventrículo izquierdo agrandado (padecimiento conocido como hipertrofia ventricular izquierda). Otro estudio más grande realizado en 5,500 hombres reveló que los riñones empiezan a fallar cuando las lecturas diastólicas están por arriba de 95 mm Hg. La buena noticia es que puede detener, e incluso en ocasiones revertir, el daño a los riñones si disminuye la presión arterial y la mantiene así.*

▶ *Según el Estudio Cardíaco Framingham, con sólo disminuir la presión diastólica 2 mm Hg, reduce 6% el riesgo de apoplejía.*

Organización Mundial de la Salud y la Sociedad Internacional de Hipertensión recomendaron que los límites normales altos se disminuyeran a 130/85, lo que significa que todos los de esta categoría tienen presión arterial alta, no normal alta.

No está solo. Quizá lo único "normal" en esta categoría es el hecho de que muchos millones de personas encajan en ella. Si usted se encuentra dentro de esta categoría, es importante que se centre en la presión alta y no en la normal, y que lleve a cabo los cambios en el estilo de vida recomendados en este libro para disminuir los niveles de su presión arterial. Asegúrese de que le vuelvan a tomar la presión arterial en un año. Es un hecho que la mitad de las personas con lecturas normales altas desarrollan hipertensión más adelante. Otro hecho es que usted no tiene que ser una de ellas.

Hipertensión arterial en etapa 1

Si su presión sistólica está entre 140 y 159 y la diastólica entre 90 y 99, ya no puede darle vueltas al asunto: tiene hipertensión. Los médicos solían llamar "leve" a esta etapa de la hipertensión (algunos aún lo hacen). Pero no se engañe, no hay nada leve si tiene cualquier nivel de hipertensión. Es probable que la presión ya haya dañado algunos de sus órganos más importantes.

Actúe de inmediato. Aún no es demasiado tarde para lograr una diferencia. Pierda peso (si tiene peso excesivo), deje el hábito de la sal, disminuya el consumo de alcohol, ejercítese más, etc. Si se compromete a tomar estas medidas, puede disminuir su presión arterial sin medicamento y sus efectos secundarios.

Debe estar consciente de que la hipertensión en la etapa 1 no puede diagnosticarse con una sola lectura. Demasiadas variantes, desde la cafeína hasta el estrés, influyen en su presión arterial durante cualquier momento de un determinado día. El médico necesitará tomarle la presión arterial al menos tres veces, para tener un resultado preciso de su situación.

Hipertensión arterial en etapa 2

Si su presión arterial sistólica está entre 160 y 179 y la diastólica entre 100 y 109, está en la zona de peligro. Sin duda, su corazón se está agrandando debido al bombeo ex-

Presión arterial: ¿cuál es la suya?

Compare su última lectura de presión arterial con las clasificaciones de la siguiente tabla:

Clasificación	Sistólica (mm Hg)		Diastólica (mm Hg)
Óptima	Menos de 120	y	Menos de 80
Normal	110 a 129	y	80 a 84
Normal alta	130 a 139	u	85 a 89
Hipertensión			
Etapa 1	140 a 159	o	90 a 99
Etapa 2	160 a 179	o	100 a 109
Etapa 3	180 o más alta	o	110 o más alta

FUENTE: Sexto Reporte del Comité Nacional Conjunto sobre la Prevención, Detección, Evaluación y Tratamiento de la Hipertensión Arterial, Estados Unidos, 1997.

Los médicos solían basar un diagnóstico de hipertensión sólo en la presión arterial diastólica. Si era superior a 90, la persona era hipertensa. Nadie prestaba mucha atención a la lectura sistólica. Sin embargo, las investigaciones de años recientes indican con claridad que una lectura sistólica alta no sólo es peligrosa para la salud, sino que es un indicador más preciso de enfermedad cardíaca que la lectura diastólica. Hoy, los médicos les dan importancia a ambas lecturas. Usted también debe hacerlo.

haustivo, y también es muy probable que sus arterias muestren signos de desgaste y daño.

Los médicos solían llamar "moderada" a esta etapa de la hipertensión, pero pocos la siguen llamando así. Y con razón. Un estudio mundial que dio seguimiento a 13,000 hombres durante 25 años indicó que de los hombres con lecturas sistólicas superiores a 160 mm Hg, el 13.8% de los que murieron en ese lapso habían sufrido un ataque de apoplejía. Comparado con los hombres con lecturas "normales" de 125 mm Hg, sólo el 3.2 % de los que murieron tuvo apoplejía.

Medicamento más cambios en el estilo de vida. El médico requerirá tomar más de una lectura de su presión arterial antes de confirmar que tiene hipertensión en etapa 2, por lo que debe esperar hasta que visite su consultorio en varias ocasiones durante el siguiente mes. Tal vez le recete medicamento luego de confirmar el diagnóstico, pero eso no impedirá que usted haga varios cambios importantes en su estilo de vida, como ejercitarse, comer alimentos saludables, mantener bajo peso y dejar de fumar.

Hipertensión arterial en etapa 3

Si su presión sistólica es de 180 o más alta y la diastólica es de 110 o más alta, su estado de salud es grave. Tiene un gran riesgo de desarrollar alguna enfermedad cardíaca, daño

¿El médico le eleva la presión arterial?

Si es así, no está solo. La presión arterial de algunas personas, que aparentemente es normal en otros momentos, se eleva al estar en el consultorio. Este fenómeno se llama "hipertensión de bata blanca" (por las batas blancas de los médicos) y se atribuye al estrés y a la ansiedad que sienten las personas durante los exámenes médicos.

Muchos expertos consideran el fenómeno benigno (si las lecturas de la presión arterial tomadas en casa son normales), y otros, una señal de advertencia. Los investigadores descubrieron que:

■ las personas con hipertensión de bata blanca tienen tanta formación de placa en las arterias como las personas con hipertensión persistente

■ las personas con hipertensión de bata blanca tienen doble riesgo de tener hipertrofia ventricular izquierda (el ventrículo izquierdo del corazón inflamado) que las de presión normal

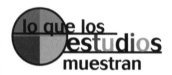

lo que los estudios muestran

● *De acuerdo con un estudio realizado en 2001, los investigadores encontraron que las personas con hipertensión pueden tener una lectura más baja de su presión arterial en un ambiente médico, exactamente lo opuesto a la hipertensión de bata blanca (vea arriba). Los investigadores opinan que es probable que estos pacientes no sean tratados por hipertensión, motivo por el cual pierden los beneficios del tratamiento.*

en la visión, alguna enfermedad renal y apoplejía. El médico requerirá tomarle de nuevo la presión arterial y recetarle medicamento de inmediato. Por supuesto, también necesita hacer los cambios en su estilo de vida descritos en este libro. Lo tiene que hacer hoy, en seguida, pues su vida depende de ello.

➤ **Punto de presión:** El medicamento sólo reduce las cifras de la presión arterial. Es necesario cambiar el estilo de vida.

Detrás de los números

Los números están sobre la mesa; le muestran que usted tiene hipertensión. Y ¿ahora qué? A no ser que tenga hipertensión severa o maligna, el médico necesitará evaluarlo con mayor detenimiento, antes de tratar con usted sobre un plan de tratamiento.

¿Para qué tomarse estas molestias si los números indican claramente que tiene hipertensión? Por tres razones. Primero, el médico requerirá determinar si existe una causa fundamental para su hipertensión, como un desequilibrio hormonal causado por un crecimiento de las glándulas adrenales, alguna enfermedad renal o una reacción al medicamento. Recuerde que 5% de las personas con hipertensión desarrollan la de tipo secundario, que tiene una causa conocida y a menudo tratable.

Un cálculo del daño. Segundo, el médico necesitará evaluar con detenimiento su salud para determinar si su hipertensión dañó algún órgano, como el corazón o los riñones. Por último, el médico requerirá saber si tiene algún otro factor de riesgo que pueda aumentar el riesgo de padecer una enfermedad cardíaca y apoplejía (como el tabaquismo, la falta de ejercicio, demasiado colesterol en la sangre o diabetes).

Conozca su historia

Esté preparado para responder las preguntas de su médico. Él necesita cuestionarlo mucho para saber qué factores podrían estar detrás de su hipertensión y qué riesgos tiene de desarrollar padecimientos relacionados, en especial afección cardíaca. Sea honesto y franco. Sólo se daña a sí mismo si oculta información por vergüenza o temor a la desaprobación.

Números contradictorios: ¿ahora qué?

¿Las cifras de su presión sistólica y las de la diastólica encajan en dos categorías diferentes? Utilice la categoría más alta para clasificar su padecimiento. Por ejemplo, si su presión arterial es 150/107 mm Hg, considere que tiene hipertensión en etapa 2.

> Quizá el médico empiece preguntándole cómo estaba su salud antes, cómo es ahora y qué enfermedades tiene, así como las lecturas previas de su presión arterial.

> Le preguntará también si en su familia hay hipertensión y si algún pariente cercano ha tenido apoplejía, problemas cardíacos, trastornos renales, diabetes, colesterol alto o si

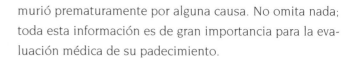

murió prematuramente por alguna causa. No omita nada; toda esta información es de gran importancia para la evaluación médica de su padecimiento.

> El médico le preguntará detalles de su vida cotidiana, por ejemplo, si fuma, cuánta sal consume y cuánto ejercicio hace diariamente.

> Quizá también le pregunte si está bajo algún estrés particular en el trabajo o en casa.

> Otras preguntas se centrarán en torno de los medicamentos que toma actualmente. Asegúrese de informar al médico sobre los medicamentos recetados y no recetados, incluidos los complementos de hierbas y nutrimentales. (Sí, también las vitaminas.) El médico necesita toda esta información no sólo porque muchos medicamentos y complementos pueden elevar la presión arterial, sino también porque algunos tienen una interacción peligrosa cuando se combinan con ciertos tipos de medicamentos para la hipertensión.

Un momento mayor

Si su presión arterial sistólica está más alta que lo normal (140 mm Hg o arriba), pero su presión diastólica está en el nivel óptimo o normal alto (abajo de 90), tiene un tipo especial de hipertensión, llamada hipertensión sistólica aislada (HSA). La mayoría de la gente con HSA tiene más de 60 años. Es el tipo más común de hipertensión arterial en este rango de edad.

Los médicos creían que la HSA era una consecuencia natural e inocua del envejecimiento, pero ahora saben más. Con HSA, su riesgo de tener ataque cardíaco, falla cardíaca, apoplejía o insuficiencia renal aumenta. Por fortuna, estos riesgos disminuyen si se la trata.

Algunas personas con HSA pueden disminuir su presión sistólica a niveles normales mediante cambios en el estilo de vida. (Disminuir la sal y perder peso han demostrado ser medidas muy efectivas.) Hable con el médico sobre el mejor plan de tratamiento para usted.

Alerta roja: hipertensión maligna

Si su presión arterial se eleva de pronto a niveles muy altos, se dice que tiene hipertensión maligna. Ésta es una emergencia médica y requiere tratamiento inmediato, quizá de hospitalización, para evitar daños permanentes en el corazón, los vasos sanguíneos, el cerebro, los riñones y los ojos. Sin tratamiento, la hipertensión maligna es fatal, por lo general en un tiempo de seis meses a un año.

Una rareza, pero un peligro real. Por fortuna, la hipertensión maligna es rara; sólo 1 de cada 200 personas la desarrolla. La causa suele ser desconocida, aunque el padecimiento se presenta a veces en personas que tienen un historial de hipertensión, en particular de hipertensión secundaria, resultante de una enfermedad renal. Puede desarrollar también hipertensión maligna si de pronto deja de tomar el medicamento para la presión alta.

> El médico le preguntará sobre cualquier síntoma que pudiera indicar una causa implícita de su hipertensión, como dolor de cabeza, sudoración excesiva, calambres musculares, orina excesiva o palpitaciones cardíacas. Por ejemplo, el rostro y el abdomen hinchados, el dolor de cabeza, la sed excesiva y el dolor de espalda pueden ser signos del síndrome de Cushing, un trastorno de las glándulas adrenales que eleva la presión arterial.

Conocer sus síntomas ayudará al médico a determinar cuánto daño (si lo hay) causó la hipertensión en su cuerpo. Informe todo al médico. Un síntoma físico que usted considere menor (como dolor de cabeza o un mareo ligero al ponerse de pie) puede ser un dato importante para el estado de su salud.

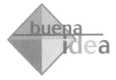

● *Haga una lista de todos los medicamentos y complementos que toma y llévesela al médico en su próxima cita. Si lo prefiere, lleve los medicamentos en sus envases originales.*

Lo físico: el examen

Se dice que un buen médico tiene las habilidades de observación de Sherlock Holmes, el tacto sensible de un ladrón de cajas fuertes y el oído de un conejo. Puede esperar que el médico utilice estas tres habilidades —inspección (mirar), palpación (sentir) y auscultación (escuchar)— durante su examen físico, para tratar de determinar una causa posible de su hipertensión arterial y los signos de daño en los órganos.

Durante el examen físico, el médico puede hacer todo lo siguiente o algo de ello:

Examinarle los ojos. El médico le examinará los ojos en busca de daño en la retina. Los vasos sanguíneos torcidos o filtrantes en los ojos indican que otros vasos sanguíneos del cuerpo están dañados.

Escuchar su corazón. Con un estetoscopio, el médico escuchará los sonidos de posible enfermedad cardíaca (ritmo cardíaco rápido, ritmo anormal, murmullo del corazón u otro sonido no común). Como los sonidos del corazón cambian si usted cambia la posición del cuerpo, el médico le pedirá que se ponga de pie, se agache o se recueste mientras oye su corazón.

Escuchar sus arterias. El estetoscopio capta lo que los médicos llaman rumor (especie de murmullo producido por la sangre anormalmente turbulenta que corre por una arteria estrechada). Las víctimas más probables del flujo de sangre turbulento son las arterias carótidas del cuello, la aorta abdominal del torso, las dos arterias femorales de las ingles y las arterias del interior de los muslos y detrás de las rodillas.

Escuchar el fluido en sus pulmones. El médico escuchará con el estetoscopio el sonido del fluido en sus pulmones, indicación de que el corazón trabaja de más y con ineficiencia al bombear la sangre.

Sentir su pulso. Para valorar su ritmo cardíaco, el médico quizá le tome el pulso en diferentes puntos, además de las muñecas. Dichos puntos pueden ser:

> La parte interior de los codos (el pulso braquial)

> Cada lado del cuello (el pulso carótido)

> El abdomen (el pulso abdominal)

> El área superior de la ingle en alguna de las piernas (el pulso femoral)

> Detrás de cada rodilla (el pulso poplíteo)

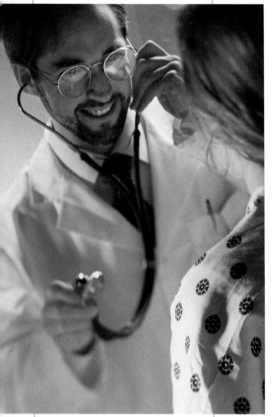

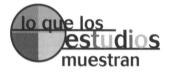
lo que los estudios muestran

▶ *¿Cómo saben los médicos qué lo aqueja? La investigación indica que entre 60 y 70% de la información que utilizan los médicos para hacer un diagnóstico proviene del historial médico del paciente.*

> Encima de los pies (el pulso del dorso del pie)

> En la parte interior de cada una de las piernas, detrás de los tobillos (el pulso tibial posterior)

En cada uno de estos puntos, el médico estará en busca de un pulso reducido, ya que esto le indicará que la arteria arriba del punto revisado quizá esté bloqueada o estrechada.

El consultorio del médico: aproveche al máximo la visita

■ **Esté preparado.** Escriba sus preguntas con anticipación. Léalas al médico antes de empezar. Lleve una lista de cualquier síntoma que haya experimentado desde la última visita. Incluya las fechas en que empezaron o cesaron los síntomas.

■ **Haga contacto visual.** Usted quiere que el médico preste atención a lo que le dice. Haga contacto visual con él antes de empezar a hablar, pues esto ayuda a que deje de estar pensando en su expediente médico y se centre en usted.

■ **Hable.** No se avergüence al discutir temas sensibles con el médico. Él está capacitado para hablar sobre temas personales con los pacientes. Asegúrese de hacer preguntas. Si no entiende algo que el doctor le dice, pídale que se lo explique de nueva cuenta.

■ **Diga todo.** No es recomendable ocultar información sobre los síntomas que experimenta, los medicamentos que toma o cualquier otro asunto. Mientras más información tenga el médico, mejor podrá diagnosticarlo y tratarlo.

■ **Tome notas.** Anote la información y las instrucciones que le indique el médico o, si él no tiene inconveniente, grabe lo que le dice.

■ **Dé seguimiento.** Si olvida algo que el médico le explicó durante su visita o si tiene una nueva pregunta, no dude en llamar al consultorio. Si desea hablar directamente con el médico, sea persistente. Quizá el médico no pueda tomar su llamada de inmediato, pero deberá reportarse con usted en un tiempo razonable.

Tocarle el abdomen. El médico le oprimirá con suavidad el abdomen en busca de señales de un riñón crecido o un aneurisma de la aorta, dos posibles consecuencias de la hipertensión. Un riñón crecido puede ser señal de que su hipertensión es el resultado de otro padecimiento.

Buscar indicios de hinchazón (edema). La hinchazón indica acumulación de líquido. A veces este líquido se forma como una señal de un padecimiento implícito. Otras veces es indicador de que el corazón se esfuerza por bombear sangre a través de las arterias endurecidas y estrechadas. El médico buscará hinchazón en todo el cuerpo, en particular en el rostro, la parte inferior de las piernas y los tobillos. Para calcular la extensión de la retención de líquido, le oprimirá la piel y observará cuánto se hunde y si permanece así.

En el laboratorio

El médico no toma a la ligera el diagnóstico de hipertensión. Después de todo, quizá usted tenga que tomar medicamento para la presión arterial durante el resto de su vida. Esto es algo serio. Después de tener su historial médico y de hacerle un examen físico, el médico necesitará que le hagan algunos análisis de laboratorio rutinarios, para estar doblemente seguro.

Urinálisis. Examinarán su orina en busca de proteína, sangre (posibles signos de enfermedad renal) y azúcar (glucosa), que pueden ser un indicador de diabetes. Si se padece diabetes, el control de la presión arterial es más difícil.

> **Punto de presión:** La hipertensión con frecuencia acompaña a la diabetes. Esto es porque la diabetes puede dañar los riñones y hacer que retengan agua. Según la Encuesta Nacional de Salud 2000, el 16.4% de toda la población hipertensa encuestada tuvo diagnóstico de diabetes mellitus.

Análisis de sangre. Un análisis de sangre rutinario consiste en un conteo completo de glóbulos y un análisis de la química sanguínea. El conteo completo de glóbulos ayuda a determinar si tiene un conteo anormal de glóbulos blancos o rojos. Esas anormalidades sugieren un padecimiento, como la anemia.

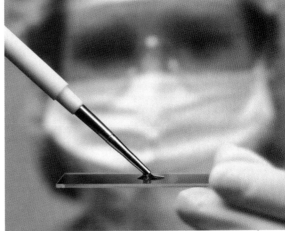

El análisis de la química de la sangre se enfoca en varias sustancias químicas que hay en la sangre: sodio, potasio, calcio, proteína, glucosa, creatinina y ácido úrico. Los niveles altos de potasio pueden indicar un problema en las glándulas adrenales; los niveles altos de glucosa pueden indicar diabetes y los niveles arriba de lo normal de creatinina o de ácido úrico pueden ser indicio de daño renal.

También se medirán las grasas en la sangre que contienen colesterol (lípidos), incluidos colesterol total, triglicéridos, colesterol "malo" LBD (lipoproteínas de baja densidad) y colesterol "bueno" LAD (lipoproteínas de alta densidad). Mientras más altos sean los niveles de colesterol total, LBD "malo" y triglicéridos, y más bajos los niveles de LAD "bueno", mayor será el riesgo de desarrollar una enfermedad cardíaca.

Electrocardiograma (ECG). Usado por los médicos por más de 100 años, el electrocardiograma es una prueba indolora que registra la actividad eléctrica del corazón. Se colocan electrodos sobre la piel del pecho, los brazos y las piernas, los cuales transmiten los impulsos eléctricos del corazón a un electrocardiógrafo, que registra los impulsos como ondas en papel gráfico.

Esta prueba ayuda al médico a detectar signos de:

> Ataque cardíaco

> Músculo cardíaco agrandado

> Latidos o ritmos cardíacos irregulares

> Abastecimiento inadecuado de sangre y oxígeno al corazón

Más pruebas aún

El médico puede descubrir algo, durante el examen físico o en los resultados de los análisis de laboratorio rutinarios, que sugiera practicar más pruebas especializadas, necesarias para confirmar la sospecha de una causa secundaria de su hiperten-

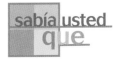

Quizá haya escuchado que al ECG lo llaman EKG. No se confunda, pues se trata de la misma prueba. El motivo de las siglas diferentes está vinculado con Willem Einthoven, el fisiólogo holandés que ganó el Premio Nobel de Medicina, en 1924, por su desarrollo de electrocardiogramas. En holandés, electrocardiograma se escribe "electrokardiogram" (abreviado EKG).

¿Cuánto puede disminuir?

Algunas personas experimentan una baja repentina de la presión arterial al ponerse de pie, lo que las hace sentirse aturdidas o mareadas. Pueden perder el equilibrio por unos momentos o incluso desmayarse. Para saber si tiene este padecimiento potencialmente peligroso, conocido como hipotensión ortostática, el médico le tomará la presión arterial estando usted de pie y también sentado.

sión. Si ya toma medicamento para la hipertensión arterial, el médico quizá necesite saber por qué la presión arterial no ha disminuido como respuesta al medicamento.

Algunas pruebas que puede ordenar el médico son:

Análisis de orina de 24 horas. Esto requiere la recolección de su orina durante 24 horas. El laboratorio analizará las muestras en busca de niveles desproporcionados de sodio y renina, señal de hipertensión renovascular, un tipo común de hipertensión secundaria que se presenta cuando las arterias que llegan a los riñones se bloquean parcial o totalmente. El laboratorio analizará también las muestras de orina en busca de niveles anormales de ciertas hormonas. Demasiada epinefrina en la orina puede indicar un tumor en las glándulas adrenales.

Ultrasonografía. Esta técnica no agresiva usa ondas sonoras de alta frecuencia para obtener videoimágenes de los órganos internos. Puede mostrar la sangre que fluye por las arterias (para ayudar a localizar estrechamientos y bloqueos) y el tamaño y la forma de los riñones (para señales de enfermedad o daño). Una forma especial de este procedimiento, que es la ecocardiografía, permite a los médicos ver detalles del corazón, como tamaño, fuerza de bombeo y algún daño en su músculo.

Tomografía computarizada (escáner de TC). Esta técnica de rayos X permite una vista tridimensional detallada del corazón, los riñones y otros órganos. Los nuevos escáneres de TC ultrarrápidos detectan un aumento de calcio en la sangre, señal temprana de enfermedad en los vasos sanguíneos.

Imágenes de resonancia magnética. Esta técnica (vea la foto) usa campos magnéticos y ondas de radio, en lugar de rayos X, para producir imágenes de los órganos. Una variación de la técnica, conocida como angiografía en resonancia magnética, se enfoca en las arterias para observar el flujo de la sangre y los bloqueos inminentes.

Angiografía. Procedimiento en el cual una tintura visible con rayos X se inyecta en una arteria a través de un tubo fino o catéter. Se toman rayos X de arterias o áreas específicas del corazón, que proporcionan información detallada del estado de este órgano vital, del bombeo del ventrículo izquierdo y de la causa del bloqueo de las arterias (por placa o coágulos de sangre) y del sitio donde ocurre.

Escaneo nuclear. En esta técnica se inyecta una cantidad pequeña de material radiactivo en una vena, generalmente en el brazo. Una cámara de escaneo toma imágenes cuando el material pasa a través de un órgano específico

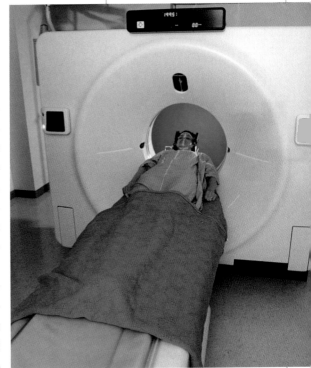

y revela dónde ocurrió el daño. En el corazón, las áreas sanas "muestran" el material radiactivo, mientras que las zonas dañadas no lo hacen.

Cómo aliviar la presión

Una vez que las lecturas de su presión arterial han sido verificadas y que los resultados de sus exámenes físicos y pruebas de laboratorio están listos y han sido analizados, es tiempo de que el médico y usted se reúnan para decidir un plan de tratamiento. Algunos expertos recomiendan no apresurarse con el tratamiento, sino más bien darle un enfoque gradual.

Medicina del estilo de vida. A no ser que tenga hipertensión en etapa 2 o más alta, el tratamiento debe iniciarse con cambios en el estilo de vida. El medicamento es el último recurso, no el primero, en la mayoría de los casos de hipertensión. De acuerdo con sus hábitos de salud actuales, quizá deba perder peso, estar más activo, comer alimentos saludables, reducir el sodio y aumentar el potasio en su dieta, dejar de fumar, limitar el alcohol y controlar el estrés. Esta lista ya debe parecerle muy familiar ahora.

> **Punto de presión:** Cada hipertenso tiene su propia enfermedad única. Unos sólo requieren cambios en el estilo de vida; otros requieren esos cambios más medicamento. Algunos responden bien a medicamentos que son ineficaces en otros.

Los cambios en el estilo de vida pueden ser suficientes para disminuir su presión arterial a niveles seguros. Si no es así, quizá necesite tomar medicamento. Al principio le darán la dosis mínima recomendable de un medicamento, como un bloqueador beta o un diurético (más sobre las nueve clases de medicamentos antihipertensivos en el Capítulo 7), pero si su presión arterial sigue fuera de control, el médico aumentará gradualmente la dosis.

Los medicamentos. Si después de varios meses los primeros medicamentos no disminuyeron los niveles de su presión arterial, el médico probará otros, quizá un inhibidor de la enzima convertidora de angiotensina o un bloqueador del canal de calcio. Es posible que en casos muy difíciles de hipertensión se requiera tomar más de un medicamento a la vez.

Un buen comportamiento

¿Toma medicamento para la hipertensión? ¿Le gustaría dejar de tomarlo? Entonces apéguese a los cambios saludables en su estilo de vida. Las personas con más éxito para dejar de tomar medicamento para la hipertensión son las que adoptan hábitos más saludables. (Desde luego, nunca debe dejar de tomar ningún medicamento sin hablarlo primero con el médico.)

Mientras esté tomando estos medicamentos, necesitará apegarse a un estilo de vida saludable. ¿Por qué? Porque el medicamento solo no suele ser suficiente para disminuir la presión arterial a niveles óptimos y porque los hábitos saludables crean un corazón y un sistema inmunitario fuertes, lo que ayuda al cuerpo a luchar contra las enfermedades al envejecer.

¿Aún platica con su médico?

En teoría, la relación entre médico y paciente debería ser fructífera y productiva, pero los hechos sugieren lo contrario. De acuerdo con una encuesta reciente, los médicos no disponen de tiempo para dar una explicación a fondo sobre la hipertensión. En la encuesta, la comunicación entre paciente y médico recibió una calificación muy mala.

En realidad, explicar adecuadamente lo que es la hipertensión, sus peligros y cómo vivir bien con ella, toma más de los 15 minutos que se destinan a una cita típica con el médico. Por lo tanto, necesita cubrir esta falta de información. Debe ampliar su base de datos (leer este libro es un inicio excelente) y convertirse en un colaborador, no sólo ser alguien que reciba las opciones de tratamiento.

Los planes de tratamiento deben considerar a cada individuo como único y diferente. Ningún método es el mejor. Muchas instituciones de salud proporcionan guías generales sobre el tratamiento general de la hipertensión arterial, pero usted y su médico tienen la responsabilidad de elegir la terapia más adecuada para usted.

Lo mismo no sirve para todos. Reducir la sal quizá ayude a un amigo a disminuir su hipertensión, pero tiene poco efecto en usted. Un medicamento quizá ayude a su hermano a disminuir su presión arterial, pero no hace nada por la suya.

Usted es el delantero del equipo del cuidado de su salud, su médico es el entrenador y los miembros de su familia son la porra de animadores. Es esencial que usted tome parte en el proceso de toma de decisiones del tratamiento. Después de todo, será usted y no el médico quien asuma la responsabilidad

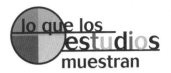

lo que los estudios muestran

▶ *Cuando los pacientes con problemas de salud crónicos (hipertensión, diabetes y úlceras pépticas) fueron asesorados en la manera de dirigirse con más firmeza a sus médicos, reportaron una mejor salud general y menos limitaciones en su vida social y laboral debido a la enfermedad.*

La nueva etiqueta en el consultorio

A diferencia de la artritis, con la que el consultorio médico podría convertirse en su segundo hogar, la hipertensión se presta para una mala interacción entre paciente y médico, simplemente porque las visitas son menos y más espaciadas.

De pasivo a proactivo. Necesita involucrarse. Antes de que decidiera hacerse cargo de su hipertensión, quizá sólo se sentaba pasivamente en el consultorio del médico, mientras él le hacía preguntas (o no) y le decía lo que hacía bien y lo que hacía mal. Usted consideraba que no valía la pena mencionar cómo se sentía.

Tomar la responsabilidad durante las visitas al médico lo ayudará a sacarles más provecho a esas citas. Lo que más lo beneficiaría y también haría más feliz a su médico es que le dijera todo lo que le sucede: los efectos secundarios de algún medicamento, si algunos cambios en el estilo de vida resultaron más difíciles de lo que pensaba, cómo se siente. Si tiene problemas, déle toda la información y explique con detalle las dificultades que ha experimentado.

de salir a caminar cada mañana o quien recuerde tomar una pastilla una vez al día. Existen estudios de personas con enfermedades crónicas (como la hipertensión) que indican que las que muestran mayor mejoría en su estado de salud son las que sienten que tienen la última palabra sobre su tratamiento.

> **Punto de presión:** Sólo una tercera parte de los pacientes siguen al pie de la letra las recomendaciones del tratamiento indicado por el médico.

Por otra parte, una enfermedad silenciosa, como la hipertensión, es dura con los pacientes que no toman en serio su padecimiento y no se comprometen a llevar a cabo los cambios en su estilo de vida y a tomar medicamentos, a pesar de que le hayan asegurado al médico que lo harían. Pensar que usted es médico y paciente a la vez es un error.

Segundas y terceras opiniones. Aunque la mayoría de las personas con hipertensión arterial son atendidas por médicos generales, internistas, asistentes médicos y enfermeras, ocasionalmente es necesario consultar a otros especialistas. Los más comunes son:

> Dietista/Nutriólogo. Estos expertos recetan dietas compatibles con la hipertensión arterial, la diabetes, la obesidad y otros padecimientos. Si es hipertenso, es probable que su médico lo envíe con alguno de estos asesores de la nutrición para una dieta baja en sodio, en colesterol y en calorías.

> Oftalmólogo. Los oftalmólogos (médicos especializados en enfermedades de los ojos) tratarán el daño causado por la hipertensión a los delicados vasos sanguíneos de los ojos o de la retina.

> Nefrólogo. Los nefrólogos (internistas con experiencia adicional para tratar enfermedades renales) suelen tratar a personas con hipertensión secundaria causada por padecimientos que incluyen los riñones, así como a las que padecen hipertensión primaria no tratada o mal tratada, con los riñones dañados por la presión alta.

Si lo atiende un médico general o alguno de estos especialistas, la misión es la misma: preséntese en el consultorio y trabaje conjuntamente con él. Exprese sus pensamientos. Haga lo que ordena el médico, pero asegúrese de colaborar. Siga sus indicaciones e infórmele acerca de lo que da resultado y lo que no funciona. Insista en colaborar en forma activa en el cuidado de su salud.

Ahora sabe que la hipertensión arterial es un padecimiento grave. También tiene conocimiento acerca de cómo usted y su médico pueden saber que padece esta enfermedad. Ahora es el momento de indagar con detalle lo que está en sus manos para disminuir su hipertensión y, lo que es igual de importante, mantenerla así.

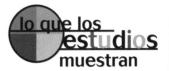

lo que los estudios muestran

▶ *Si tiene diabetes, será especialmente bueno para su corazón disminuir la presión arterial. De 1,501 pacientes que tomaron parte en un estudio, los que tenían una presión arterial diastólica de 80 mm Hg o más baja sufrieron 51% menos ataques cardíacos y aplopejía que los que tenían una presión diastólica alrededor de 90 mm Hg. Los resultados del estudio sugieren que las personas con diabetes deben procurar tener la presión diastólica por abajo de 80 mm Hg y la presión sistólica menor de 135 mm Hg.*

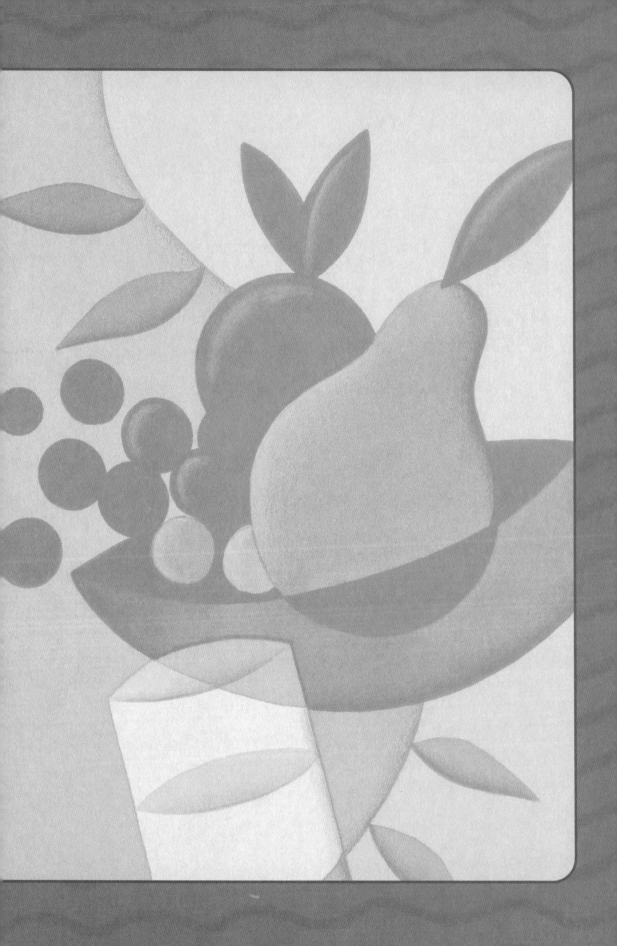

3 Controle los alimentos

Los expertos saben ahora que los alimentos

que come cada día pueden aumentar o dismi-

nuir su presión arterial. Con el tiempo, la sal y

la grasa elevan la presión arterial hasta un nivel

peligroso. Muchas frutas, verduras y

productos lácteos semidescremados pueden

disminuir la presión en forma significativa.

Usted no puede dejar de comer, pero sí puede controlar sus alimentos y, así, ayudar a su presión arterial. Más aún, se sentirá y se verá mejor de lo que se había sentido y visto en años.

La importancia de perder peso

Si tiene peso excesivo y padece hipertensión, quizá perder cinco kilos sea lo único que tenga que hacer para lograr que su presión arterial vuelva a estar en su nivel óptimo o normal. No necesitará tomar medicamentos ni evitar el consumo de sal.

Quizá no necesite reducir el estrés en su vida, aunque existen muchos motivos por los que debería hacerlo. Comer sensatamente tiene muchos beneficios también para las personas no hipertensas, ya que mantener un peso saludable tal vez sea todo lo que tengan que hacer para evitar este padecimiento.

¿Cómo puede ser tan simple? Porque el sobrepeso es un factor de riesgo crítico para desarrollar hipertensión. Los estudios indican que los kilos de más aumentan entre dos y seis veces la probabilidad de tener una lectura de presión arterial de 140/90 mm Hg, o un rango de nivel de hipertensión peligroso, que si su peso estuviera en un nivel saludable.

Un poco significa mucho. No hace falta que su sobrepeso sea excesivo para estar en riesgo de padecer hipertensión. Con estar un poco rollizo es suficiente. En 1998, los investigadores informaron acerca de un estudio con más de 82,000 enfermeras. Las mujeres cuyo peso aumentó de 5 a10 kg en la edad adulta tuvieron 70% mayor riesgo de padecer hipertensión que las que permanecieron tan delgadas como para enfundarse en el vestido que usaron en su graduación. El riesgo fue todavía mayor para las que aumentaron más de 10 kilos.

> **Punto de presión:** Puede beber vino y tener barriga cervecera. Los estudios indican que es la cantidad y no la calidad de lo que bebe lo que favorece la grasa abdominal, un factor de riesgo de hipertensión.

Una mala noticia, sin duda alguna, es que la mayoría de la gente aumenta en promedio 5 kg en cada década de la edad adulta. Por fortuna, si atiende su salud, lo que aumente también puede disminuir. En el mismo estudio con enfermeras, los investigadores encontraron que las mujeres que perdieron de 5 a 10 kg disminuyeron 15% el riesgo de hipertensión. Las mujeres que se esforzaron en el conteo de calorías y perdieron más de 10 kg tuvieron resultados más saludables, pues 25% disminuyó el riesgo de hipertensión. Otros estudios que incluyen a hombres y mujeres tuvieron resultados similares.

¿Vale el peso?

La verdad es que los expertos no saben con exactitud cómo el exceso de kilos eleva la presión arterial. El 40% de todas las personas con hipertensión son obesas. La buena noticia es que 1 de cada 4 hipertensos es capaz de controlar su presión arterial al perder peso.

Aunque nadie sabe con certeza por qué los kilos de más elevan la presión arterial, los científicos tienen varias teorías al respecto:

Teoría 1: La mayor parte del peso que se gana es tejido graso, que requiere oxígeno y nutrientes como el resto del cuerpo. Para ello, se forman capilares adicionales que envían oxígeno y nutrientes al tejido. ¡Por cada medio kilo de grasa ganada, el cuerpo crea kilómetro y medio de nuevos capilares! El organismo necesita más sangre para los capilares recién formados, lo cual implica mayor presión en las paredes de las arterias.

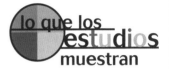

lo que los **estudios** muestran

► *Un resumen de cinco estudios diferentes indicó que al perder 9 kg, la presión arterial sistólica disminuye 6.3 mm Hg en promedio, y la presión arterial diastólica, 3.2 mm Hg en promedio.*

Teoría 2: Cuando usted aumenta de peso, el páncreas produce más insulina, lo cual disminuye la cantidad de sodio que excreta en la orina. Como resultado, usted retiene más líquido en el cuerpo, lo que a su vez aumenta el volumen de la sangre y la presión arterial.

El problema con los kilos

El sobrepeso lo pone en riesgo de padecer mucho más que sólo hipertensión arterial.

- Ataque cardíaco y apoplejía
- Algunos tipos de cáncer
- Diabetes tipo 2
- Enfermedad de la vesícula y cálculos en la vesícula
- Osteoartritis
- Gota
- Enfermedad renal
- Cirrosis hepática
- Apnea del sueño
- Dolor en la espalda baja

Teoría 3: Las células de grasa extra agregan mucha carga al sistema circulatorio, lo cual causa que el corazón y los vasos sanguíneos trabajen demasiado, dañen el corazón y las arterias, y se eleve la presión arterial.

El juego del peso: conozca sus cifras

Hace algunos años, varias personas recibieron un impacto desagradable cuando una institución de salud emitió las nuevas guías respecto a lo que se consideraba un peso saludable. De la noche a la mañana, millones de personas se encontraron con que encajaban en la categoría de "exceso de peso", y con el riesgo de acarrearse una gran cantidad de problemas médicos, incluida la hipertensión arterial.

Las nuevas guías (muy similares a cualquier guía del mundo) utilizan una fórmula conocida como Índice de Masa Corporal (IMC) para determinar si una persona pesa o no demasiados kilos. El IMC mide con mucha más precisión la grasa corporal que cuando uno se para sobre la báscula en el baño (el método común, pero ahora anticuado, que se ha usado durante muchos años). El IMC tiene algunas limitaciones. Por ejemplo, tiende a sobrestimar la grasa corporal en personas muy musculosas y a dar menos importancia a la grasa corporal en personas (en especial los ancianos) que perdieron masa muscular.

Sin embargo, el IMC es una gran herramienta para saber si tiene sobrepeso. Si no conoce su IMC, es el momento de que lo encuentre en la siguiente tabla.

El ABC del IMC

El Índice de Masa Corporal (IMC) es un cálculo, no una medida directa. Se calcula al dividir el peso de una persona entre su estatura. Considere el IMC como una comparación de cuánto peso (en kilos) tiene por centímetro de estatura.

Estatura metros	Normal (IMC 19–24.9)	Sobrepeso (IMC 25–29.9)	Obeso (IMC 30–39.9)	Muy obeso (IMC 40 y más)
1.52	44 a 57	58 a 68	69 a 92	93
1.55	45 a 59	60 a 71	72 a 95	96
1.57	47 a 61	62 a 73	74 a 98	99
1.60	49 a 63	64 a 76	77 a 101	102
1.63	50 a 65	66 a 78	79 a 104	105
1.65	52 a 67	68 a 81	82 a 108	109
1.67	54 a 69	70 a 83	84 a 111	112
1.70	55 a 71	72 a 86	87 a 115	116
1.72	57 a 73	74 a 88	89 a 118	119
1.73	58 a 76	77 a 91	92 a 122	123
1.75	60 a 78	79 a 94	95 a 125	126
1.78	62 a 80	81 a 97	98 a 129	130
1.83	64 a 83	84 a 99	100 a 132	133
1.85	65 a 85	86 a 102	103 a 136	137
1.88	67 a 87	88 a 105	106 a 140	141
1.90	69 a 90	91 a 108	109 a 144	145
1.93	71 a 92	93 a 111	112 a 148	149

Su misión es localizar la grasa. Además de conocer su IMC, usted necesita localizar dónde tiene más grasa. Algunas personas aumentan de peso sobre todo en las caderas y los muslos, lo que les proporciona una figura de "pera". Otras son propensas a tener los kilos adicionales en la cintura, lo que les da una figura de "manzana".

La investigación indica que para una salud a largo plazo es mejor tener figura de "pera" y no de "manzana", porque las personas que acumulan grasa alrededor de la cintura ("manzanas") tienen mayor probabilidad de desarrollar hipertensión. Los científicos no saben por qué las "manzanas" suelen tener la presión arterial más elevada, pero al parecer es más probable que la grasa abdominal se descomponga y se acumule en las arterias, donde causa el daño que provoca hipertensión.

➢**Punto de presión:** Si tiene cuerpo tipo "manzana", usted corre mayor riesgo de padecer diabetes tipo 2, alguna enfermedad cardíaca, apoplejía y algunos tipos de cáncer, así como hipertensión arterial.

¿Qué clase de fruta es usted?

Para saber si usted es una "manzana" o una "pera" y si tiene demasiado peso alrededor del abdomen, mídase la parte más pequeña de la cintura. Manténgase de pie y relajado mientras se mide; no "meta" la barriga. Tiene mayor riesgo de padecer hipertensión y otros problemas de salud si:

▪ Es hombre y su cintura mide más de 1 metro.

▪ Es mujer y su cintura mide más de 89 centímetros.

Los riesgos son todavía mayores si además tiene un Índice de Masa Corporal (IMC) de 25 o más.

El problema es que no puede cambiar la forma de su cuerpo, pues es algo que heredó, igual que el color de los ojos o la forma de la nariz. Será "manzana" o "pera" toda su vida. Si es una "manzana", debe tomar medidas adicionales para asegurarse de mantener su IMC en un nivel saludable (menor de 25). Vigile lo que coma y haga ejercicio con regularidad. (Encontrará consejos para comer y ejercitarse en el siguiente capítulo.)

¿Y si es una "pera"? No piense que la forma de su cuerpo le da libertad para comer papas a la francesa o donas con cierta frecuencia. Necesita mantener un IMC de 25, o más bajo, para evitar la hipertensión y otros problemas de salud que son consecuencia del sobrepeso.

Conteo de calorías: ¿cuántas calorías quema?

La receta para perder kilos ha sido la misma desde que el primer hombre prehistórico notó que tenía "llantitas": comer menos calorías de las que se queman. No hay que seguir una dieta de moda, comprar comida especial empaquetada ni invertir en equipo costoso para ejercitarse. Sólo necesita comer menos y moverse más.

Recuerde otro hecho motivador para perder peso: al final, es la "tortuga", no la "liebre", la que gana. En otras palabras, su objetivo debe ser perder peso lenta y constantemente si desea evitar recuperar kilos. Los estudios han demostrado que quienes siguen una dieta con más éxito, quienes alcanzan el peso deseado y permanecen en él año tras año, son aquellas personas que pierden kilos en forma gradual, durante muchos meses, e incorporan de manera permanente en su rutina cotidiana hábitos saludables en la alimentación y el ejercicio.

Camine, no corra. La mayoría de las personas que siguen una dieta son "liebres". Con el deseo de perder de 5 a 7 kg con rapidez, siguen una dieta intensiva que las orilla a la inanición, una respuesta bioquímica compleja que resulta, al menos al inicio, en pérdida de agua y músculo, no de grasa. Además, el cuerpo desacelera el metabolismo para conservar la energía, y tan pronto como vuelve a los antiguos hábitos alimentarios (y la mayoría de las personas que siguen una dieta intensiva lo hacen), el cuerpo crea más grasa que antes.

Fíjese una meta

¿Cuál es la mejor manera de perder peso? Hay que empezar fijando metas que pueda alcanzar. De acuerdo con los expertos en dietas (los que no tratan de venderle un libro, un programa o comidas congeladas de "dieta"), el objetivo inicial debe ser perder 10% de su peso corporal actual. Debe hacerlo con lentitud, en un periodo de seis meses. Por ejemplo, si tiene un peso excesivo de 82 kg (esto es, si su IMC es de 25 o más), su objetivo debe ser perder máximo 8 kg en las siguientes 24 a 26 semanas, algo muy factible para la mayoría de las personas.

Utilice las matemáticas. ¿Qué significa esto en términos de calorías? Si tiene un IMC de 27 a 35 y necesita perder 10% de su

Alimentos que satisfacen con menos calorías

- Papas
- Pescado
- Avena
- Naranjas
- Manzanas
- Pasta de trigo integral
- Uvas
- Palomitas de maíz
- Cereal de salvado
- Sopa

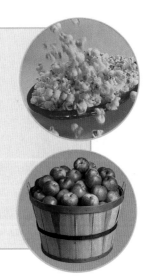

peso corporal, requerirá ingerir entre 300 y 500 calorías menos por día, para perder entre ¼ y ½ kg de peso por semana. Si su IMC es superior a 35, necesitará consumir entre 500 y 1,000 calorías menos por día, para perder entre ½ y 1 kg por semana.

> **Punto de presión:** Se pierde más peso comiendo menos que haciendo más ejercicio. No obstante, el ejercicio tiene un papel importante para evitar el regreso de los kilos perdidos.

Vamos a traducir esas calorías en "comida rápida", un lenguaje que la mayoría utilizamos mucho. Una hamburguesa típica de la comida rápida contiene 300 calorías; una pechuga de pollo frita, casi 275; una porción de papas a la francesa, unas 400; una leche malteada, 325; dos rebanadas de pizza de queso, de 350 a 500; un burrito con frijoles, 450, y un refresco de 300 ml, 150 calorías. Incluso los aderezos para ensalada de la comida rápida están repletos de calorías, unas 300 calorías en cada paquete (excepto los aderezos italianos "light", que contienen sólo unas 25 calorías). Como puede ver, para perder 10% de su peso corporal en seis meses, ¡sólo requerirá dejar parte de su hábito de consumo de comida rápida!

Cálculo de calorías. He aquí un método que le permitirá calcular en forma aproximada la cantidad de calorías que puede consumir al día, para perder medio kilo a la semana. Multiplique su peso actual en kilos por 22. Por ejemplo, si pesa 91 kg, debe consumir únicamente 2,000 calorías al día para perder ½ kg por semana.

A la larga

Después de seis meses, el ritmo con el que baja de peso quizá sea más lento. Incluso puede detenerse (la temida "estabilización" de los que siguen una dieta). ¿Por qué? Porque el cuerpo, en su nuevo peso menor, gasta menos energía, lo que significa que no necesita tantas calorías. Para continuar perdiendo kilos, necesita reducir más la cantidad de calorías que consume. Para evitar recuperar el peso perdido, debe tener cuidado de no aumentar las calorías.

Si luego de seis meses necesita perder más kilos para que su IMC sea menor de 25, fije una nueva meta realista a largo plazo. Asegúrese de que no sea más de 10% de su peso corporal, y pierda esos kilos en otros seis meses. Recuerde: con lentitud, ¡tendrá la seguridad de ganar la carrera de la dieta!

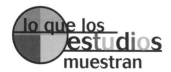

▶ *De acuerdo con el Estudio Cardíaco Framingham, las personas que tienen 20% más de su peso ideal tienen ocho veces más probabilidades de desarrollar hipertensión una década después que las personas que están 10% por debajo de su peso ideal.*

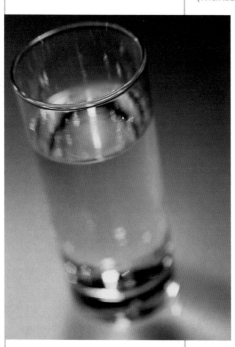

Una fórmula para perder peso

La forma correcta para perder peso. Inicie un diario de comidas y registre qué come, cuándo y por qué. El comer en exceso suele desencadenarse no por hambre, sino por estrés y emociones. Quizá coma para calmar sus nervios o para confortarse. Tal vez al terminar una tarea difícil, se recompense con comida. Una encuesta reciente a más de 1,000 adultos reveló que casi una tercera parte de las mujeres comen refrigerios por tedio. Examine los motivos detrás de sus hábitos alimentarios, para poder adoptar una conducta más saludable. Si desea tomar un descanso de 15 minutos, camine en el parque o haga un mandado rápido, en lugar de comer una bolsa de papas fritas.

Busque compañía. Cambiar sus hábitos alimentarios y adoptar un régimen de ejercicio más vigoroso puede resultar difícil si lo hace solo. Encuentre un amigo o familiar que también desee "perder" peso. Pueden formar un equipo y motivarse e inspirarse mutuamente para lograr sus metas compartidas de pérdida de peso.

Ataque los refrigerios. Comer entre comidas puede ser bueno, pues le crea la sensación de estar satisfecho y así reducir la tentación de comer en exceso durante una comida. Tendrá que elegir refrigerios saludables y con pocas calorías (manzana o naranja, en lugar de un dulce; yogur de vainilla semidescremado, en lugar de helado; palomitas de maíz, en lugar de papas fritas).

Nada está prohibido. Ésta es una ley para quien sigue una dieta. Mientras más se niegue un alimento, más probabilidades tendrá de ceder y comerlo en exceso. Puede comer cualquier alimento, siempre y cuando no pierda el control y permita que la comida estropee su plan alimentario. La moderación y el control de las porciones son la clave.

El poder del agua. Si usted bebe 225 ml de agua media hora antes de las comidas, ayuda a disminuir su apetito. Si bebe agua durante el resto del día, ayuda a disminuir el antojo de comer. Varios estudios indican que muchas personas suelen comer o tomar refrigerios cuando tienen sed y no hambre.

Libérese de la moda. Las dietas rígidas son difíciles de seguir para siempre y muchas veces no propor-

Refrigerios sin consecuencias

Muchas personas que están a dieta viven o mueren por los refrigerios que comen. He aquí 10 que no sabotearán sus mejores intenciones de perder peso. Cada uno contiene sólo 175 calorías o menos:

- Media rosca integral con queso crema semidescremado
- Una almendra, un dátil; introdúzcala en la fruta para un bocadillo dulce y crujiente
- Un puñado de zanahorias "baby"
- Pretzels de trigo integral (37.5 g)
- Plátano (100 calorías)
- Camote cocido y servido helado; es una buena alternativa de fruta
- Una taza de sopa de frijol
- ½ taza de cereal integral
- Queso semidescremado (50 g)
- Galletas de animalitos

cionan los nutrimentos que necesita el cuerpo para estar sano. Algunas son peligrosas. Ningún alimento o producto elimina con rapidez los kilos no deseados, ni evita que los recupere.

La prescripción del ejercicio. Dedique de 30 a 45 minutos, al menos tres veces por semana, al ejercicio aeróbico (¡caminar cuenta!). Haga ejercicios para fortalecer los músculos (como levantar pesas) dos días a la semana y un estiramiento cada día. Según los estudios, mientras más se ejercitan los adultos, más balanceada es su dieta. (El Capítulo 4 le indicará cómo incorporar el ejercicio en su vida cotidiana.)

Sea amable consigo mismo. Incluso el más motivado en seguir una dieta suele "fallar" y comer en exceso. A algunas personas, en especial las que tienen un historial familiar de problemas de peso, se les dificulta más lograr sus metas. No se haga reproches cuando su dieta no resulte como la planeó. Sólo mantenga el enfoque en su meta y vuelva al buen camino.

La dieta DASH baja la presión

Incluso si no necesita perder peso, adoptar hábitos alimentarios más saludables ayuda a disminuir la presión arterial en forma significativa. En 1997, los científicos informaron que la llamada dieta DASH es, en potencia, tan efectiva como el medicamento para disminuir la presión arterial. ¡Y puede lograrlo en dos semanas!

Las siglas DASH corresponden a Dietary Approaches to Stop Hypertension (enfoques dietéticos para detener la hipertensión), un estudio patrocinado por el Instituto Nacional del Corazón, Pulmones y Sangre, de EUA, para saber si una dieta rica en frutas, verduras, productos lácteos semidescremados y otros alimentos con poca grasa disminuía la presión arterial. Los científicos de DASH sabían que los vegetarianos son propensos a tener la presión arterial más baja que los carnívoros, y que la mayoría de la gente (incluso la que está amenazada por la hipertensión) no desea comer sólo verduras. Así, los investigadores decidieron probar una dieta que imitara una dieta vegetariana saludable, con algo de carne para tranquilizar a los carnívoros.

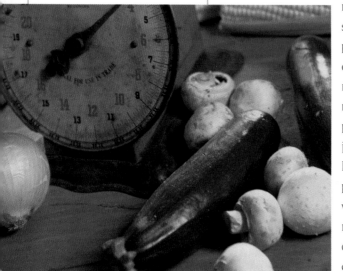
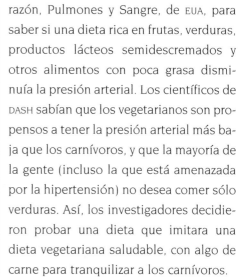

> **Punto de presión:** Según una encuesta, la mayoría de las personas de entre 18 y 34 años comen sólo una o dos porciones de productos agrícolas al día. El 40% de las personas de más de 65 años consumen tres o cuatro porciones. El 35% de los ancianos comen cinco.

Más de 450 hombres y mujeres con lecturas promedio de presión arterial de 132/85 mm Hg participaron en el estudio DASH original. Muchos participantes tenían hipertensión (una presión sistólica arriba de 140 mm Hg o una presión diastólica arriba de 90 mm Hg). Una tercera parte de los participantes siguió una dieta común con poca fruta, verduras y productos lácteos y con un contenido de grasa de 40% de las calorías totales. Otra tercera parte siguió una dieta enriquecida con frutas y verduras (al menos ocho porciones al día), sin restringir la grasa ni los productos lácteos. La última tercera parte siguió una dieta "combinada", con frutas, verduras, cereales integrales y productos lácteos semidescremados, pero limitando la grasa a menos de 30% del total de las calorías.

> **Punto de presión:** Los científicos
>
> opinan que si más personas adoptaran
>
> la dieta DASH, habría 15% menos casos
>
> de enfermedad cardíaca y 27% menos
>
> casos de apoplejía.

Los resultados, por favor. Después de ocho semanas, los resultados fueron éstos: la dieta de frutas y verduras y la dieta combinada disminuyeron la presión arterial, pero la dieta combinada (la ahora llamada dieta DASH) produjo reducciones más importantes. Las personas que siguieron el plan de comidas DASH disminuyeron su presión arterial sistólica en un promedio de 6 mm Hg y la diastólica alrededor de 3 mm Hg. Las personas con hipertensión tuvieron mejores resultados. Su presión diastólica disminuyó un promedio de 6 mm Hg. Y tal vez lo más sorprendente, las reducciones se presentaron pronto: dos semanas después de iniciar la dieta DASH.

¿Cómo la dieta DASH disminuye la presión arterial? Los científicos no están seguros. Creen que quizá se deba a que la dieta favorece la pérdida de peso. Después de todo, la dieta DASH recomienda limitar la cantidad de grasa saturada a no más de 6% y la grasa total a no más de 27% de las calorías diarias.

Como quizá ya sepa, la mayoría comemos mucha grasa, sobre todo saturada, como la que se encuentra en carnes, productos lácteos enteros y aceites de coco y palma. El resultado: aumento de peso, arterias obstruidas y mayor riesgo de afecciones cardíacas y apoplejía. Malas noticias para los hipertensos, que de por sí ya tienen un alto riesgo de desarrollar estos problemas de salud.

La dieta DASH tiende a ser rica en potasio, magnesio y calcio, minerales que, en otros estudios, están vinculados con la presión arterial baja. (Más información sobre estos minerales "milagrosos" en este mismo capítulo.)

En sus marcas, listos, ¡DASH!

Es fácil iniciar la dieta DASH, pues usted no necesita ningún alimento especial o calcular las calorías ni es necesario planear comidas complicadas o seguir recetas de difícil comprensión. (Encontrará un plan de menú DASH para siete días en la "Guía de recursos", al final del libro.) Lo que necesita es prestar atención a lo que come. Específicamente, trate de incluir los siguientes tipos y cantidades de alimentos en su vida cotidiana:

Granos: 7 u 8 porciones

Los granos incluyen pan, cereales, arroz y pasta. Siempre que sea posible, elija granos integrales (pan de trigo integral y arroz integral), en lugar de las variedades refinadas (como pan blan-

Acerca de las grasas

Hay cuatro formas básicas de grasas: monoinsaturadas, poliinsaturadas, saturadas y trans. Cada una tiene distinto efecto en el colesterol (sustancia cerosa, como grasa, que está en la sangre), la presión arterial y el riesgo de desarrollar afecciones cardíacas.

- La grasa monoinsaturada (se encuentra en aguacates y aceites de oliva, cacahuate y canola) es la "buena" de las grasas. Parece que reduce el nivel de colesterol "malo" LBD en el cuerpo y aumenta el colesterol "bueno" LAD.

- La grasa poliinsaturada (de los aceites de maíz y las semillas de algodón, soya y girasol) ayuda a reducir el colesterol LBD, pero disminuye también el colesterol LAD, lo cual es malo.

- La grasa saturada (de la carne, los productos lácteos y los aceites de coco y palma) eleva el colesterol total en la sangre más que cualquier otra grasa. ¡Evítela lo más posible!

- Las grasas trans (un aceite vegetal muy procesado presente en margarinas, productos horneados comerciales y aceites usados en alimentos fritos preparados) pueden aumentar el riesgo de enfermedad cardíaca más que la grasa saturada.

Cambios chicos, dividendos grandes

¿Desea perder peso? Haga su selección en la tabla. Cambiar su dieta, en lugar de retirar los alimentos de la despensa, es el enfoque más inteligente. Por ejemplo:

Comida	En lugar de...	Pruebe
Desayuno	Panecillo con 2 cdas. de queso crema	2 panes tostados integrales con 2 cdas. de crema de cacahuate **Ahorro por día: 300 calorías**
Almuerzo	Yogur endulzado	Yogur semidescremado y ½ taza de fruta **Ahorro por día: 100 calorías**
Cena	Plato grande de pasta (2½ tazas) y ½ taza de salsa roja	100 g de pechuga de pollo sin piel, 1 taza de pasta y ½ taza de salsa roja **Ahorro por día: 240 calorías**
Postre	2 tazas de helado descremado	2 barras miniatura de dulce (18 g) **Ahorro por día: 200 calorías**

co y arroz blanco). Los granos integrales contienen muchas más vitaminas, minerales, fibra y otros nutrimentos. Los granos refinados (incluso los "enriquecidos") carecen de casi todos sus nutrimentos saludables. La harina blanca de trigo enriquecida tiene sólo 25% del potasio que tiene la harina de trigo integral.

Incorpore granos integrales en su dieta:

> Inicie el día con un cereal integral (caliente o frío), un pan tostado, un panecillo integral o unos hot cakes de harina integral. Para más fibra y nutrimentos saludables, cubra el cereal y los hot cakes con fruta fresca y los panes con puré de manzana o de otra fruta natural.

> Elija el trigo integral para sus sándwiches y panecillos. Asegúrese de leer las etiquetas de los panes al comprarlos y de que el primer ingrediente anotado en ellas sea "harina de trigo integral", no "harina de trigo".

> Añada granos integrales a las sopas que prepare. La pasta de trigo integral es un buen acompañamiento para casi cualquier sopa de verduras, y el arroz integral añade sabor y textura a la sopa de frijol.

> Aventúrese con los granos. Experimente con recetas que incluyan amaranto, sémola de trigo sarraceno (kasha) o bulgur integral.

Frutas y verduras: de 8 a 10 porciones

Las frutas y las verduras no sólo contienen poca grasa y calorías sino que son ricas en vitaminas (incluido el potasio), minerales, fibra y fitoquímicos (sustancias que protegen contra las afecciones cardíacas y el cáncer). He aquí algunos consejos para que incluya más frutas y verduras en su menú diario:

> Compre diversas frutas y verduras. De esta manera tendrá muchas alternativas. Use primero las que se descomponen con mayor rapidez, como los espárragos, plátanos y duraznos. Guarde las variedades más resistentes, como las manzanas y calabacitas, para finales de la semana.

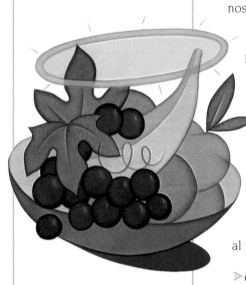

> Llene un "frutero" con pasitas y otras frutas secas y téngalo a la mano mientras está en la oficina.

> Para cuando tenga antojo en casa, llene un tazón con verduras frescas cortadas y colóquelo en la parrilla superior del refrigerador.

> Busque formas creativas para añadir verduras a sus comidas. Puede rallar zanahorias o calabacitas y añadirlas a las salsas para la pasta o agregar brócoli al vapor a una ensalada.

> Cambie los refrescos por jugos de frutas frescas.

Productos lácteos semidescremados o descremados: 2 o 3 porciones

La leche, el queso y el yogur son ricos en proteínas y calcio, pero pueden contener mucha grasa. Si come demasiados productos lácteos con mucha grasa durante mucho tiempo, es probable que su cintura se ensanche y que desarrolle arterias obstruidas y presión arterial elevada. Asegúrese de elegir las variedades descremadas o semidescremadas. Obtendrá todos los nutrimentos saludables, sin la grasa dañina. Aquí tiene unas sugerencias:

> ¿Está habituado al rico sabor de la leche entera? ¿La leche descremada le parece aguada? Haga la prueba y dé a sus papilas gustativas la oportunidad de adaptarse a la falta de grasa. Cambie primero a leche semidescremada y luego a descremada. Descubrirá que es la leche entera, no la descremada, la que sabe extraño. O elija leche de soya.

> Escoja quesos que contengan menos de 2 a 6 g de grasa en 25 g. La mayoría de las tiendas de autoservicio ofrece versiones semidescremadas o descremadas de quesos ricotta, cottage y mozzarella, así como quesos de granja o canasta semidescremados. Los mejores para el corazón son los vegetarianos, preparados con proteína de soya.

> Use crema agria semidescremada o yogur semidescremado para sustituir la crema agria en *dips* y cubiertas.

> En lugar de helado pruebe leche helada, yogur congelado (la variedad descremada) o un sorbete. Si come helado, que sea *light* o "regular", pero no coma el enriquecido.

> Disminuya el uso de la mantequilla. Sofría en cacerolas con cubierta antiadherente.

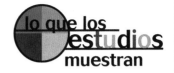

lo que los estudios muestran

▶ *Un estudio sueco reciente sugiere que los vegetarianos tienen la presión arterial más baja debido a su dieta rica en fibra. En el estudio, un grupo de participantes tomó 20 tabletas de fibra al día y el otro grupo tomó un número similar de tabletas placebo. Tres meses después, la presión arterial diastólica del grupo tratado con fibra fue 4 mm Hg más baja que la del grupo que tomó el placebo. El grupo que tomó fibra también perdió peso.*

No rechace los productos lácteos

Si se le dificulta digerir los productos lácteos, ponga atención: la mayoría de la gente con intolerancia a la lactosa puede comer algunos productos lácteos como parte de una comida, pero no solos. Los productos lácteos cultivados, como yogur y jocoque, son más fáciles de digerir por personas con intolerancia a la lactosa. El queso contiene muy poca lactosa y rara vez causa dificultades.

Si aún tiene problema con los productos lácteos, añádales lactasa líquida al menos 24 horas antes de comerlos, pues los hace más digeribles. (Las tabletas de lactasa no son tan eficaces como el líquido.) Puede comprar productos de enzimas de lactasa sin receta médica en farmacias o tiendas de autoservicio. Si lo prefiere, puede comprar leche sin lactosa o con enzimas de lactasa añadidas.

Carne, aves y pescado: 2 porciones o menos

Estos alimentos son fuentes con abundantes proteínas y magnesio. Al igual que los productos lácteos, pueden contener mucha grasa. La comida con demasiada grasa llega a producir hipertensión. Limítese a no más de dos porciones al día (de 75 g cada una) de carne, aves o pescado. Pruebe estas ideas para disminuir la grasa:

> **Punto de presión:** 75 g de carne tienen el tamaño de una baraja. Respecto a la carne, piense en porciones como las que sirven en los aviones y no en los restaurantes.

> Elija cortes de carne "magra" o "extra magra". En cortes magros de res o ternera, busque en la etiqueta la palabra "lomo" o "bola". Los cortes magros de cerdo incluyen la palabra "lomo" o "pierna". Retire la grasa antes de cocinar.

> Retire la piel del pollo y del pavo antes de comerlos. Ello disminuye a la mitad la grasa de una porción.

> Refrigere los guisos y las sopas de carne. Al enfriarse, gran parte de la grasa sube a la superficie y se puede retirar con facilidad.

¿No come pescado? Pruebe la linaza

Si es vegetariano y no come pescado, puede obtener los ácidos grasos omega-3 al añadir linaza a su dieta, que como el pescado, contiene una gran concentración de ácidos grasos omega-3.

Como las semillas de lino molidas (linaza) se enrancian con rapidez, cómprelas enteras y muélalas en un molino para café. Guarde las semillas molidas en el congelador, donde durarán hasta seis meses. Use las semillas molidas para hornear, en licuados o rociadas sobre cereales y ensaladas. Una cucharada al día es todo lo que necesita. Si lo prefiere, compre aceite de linaza y úselo en aderezos para ensaladas, *dips* de verduras y otros platillos.

> Coma más pescado que carne o aves. Casi toda la grasa del pescado es del tipo "bueno", conocida como ácidos grasos omega-3. Investigaciones recientes muestran que los ácidos grasos omega-3 disminuyen la presión arterial y protegen contra la formación de coágulos sanguíneos, lo cual reduce el riesgo de ataques cardíacos y apoplejía.

> Lo más saludable para preparar pescado es escalfarlo, al vapor, hornearlo o asarlo. Evite freírlo, a no ser que use una sartén antiadherente o aceite vegetal en aerosol. No sirva el pescado con salsas grasosas. Use jugo de limón y hierbas como alternativa sabrosa y con poca grasa.

Frutos secos, semillas y legumbres: de 4 a 6 porciones a la semana

Las legumbres (frijoles, chícharos secos y lentejas), los frutos secos y las semillas son fuentes ricas en proteína vegetal, fibra y muchos nutrimentos, en especial magnesio y potasio. Los frutos secos y las semillas contienen mucha grasa, aunque la mayor parte es monoinsaturada, el tipo que protege contra las enfermedades cardíacas. Trate de no comer en exceso frutos secos y semillas. Cuando sea posible, mejor elija las legumbres.

> **Punto de presión:** Puede sustituir su porción diaria de carne por legumbres. Una taza de frijoles cocidos proporciona la misma proteína que 50 g de carne.

Aquí tiene algunas formas para incluir más legumbres en su plan diario de comidas:

> Cueza garbanzos o alubias y añádalos a cualquier tipo de ensalada.

> Use frijoles refritos sin grasa en tacos y burritos, en lugar de carne de res molida.

> Cocine una olla grande de sopa de frijol o lentejas; congélela en recipientes chicos del tamaño de una porción y cómala como almuerzo y cena durante la semana.

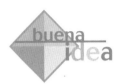

▶ *Cuando cambie a la dieta DASH descubrirá que de pronto está comiendo más porciones de frutas, verduras y granos de lo que estaba acostumbrado. Toda esa fibra puede causar repleción y diarrea. Para ayudar a que su organismo se adapte, siga en forma gradual el nuevo plan de comidas. Beba mucha agua, al menos ocho vasos de 225 ml al día, pues los líquidos ayudan al cuerpo a digerir la fibra.*

Grasa añadida: porciones limitadas (2 o 3 al día)

Puesto que las carnes, los productos lácteos y muchos alimentos preparados (incluso los semidescremados) contienen mucha grasa, la dieta DASH recomienda que limite la grasa (como mayonesa, mantequilla y margarina) que añade a las comidas a no más de tres porciones. Dos porciones sería aún mejor.

Debe saber que una sola porción de grasa equivale a una cucharadita de mayonesa *light*. De acuerdo con esto, ¿cuánta grasa añadida consume cada día? Lo más probable es que consuma más de dos o tres porciones. Aquí tiene algunos consejos que lo ayudarán a disminuir la grasa añadida sin sacrificar el sabor:

> Use grasas y aceites con mesura al cocinar y en la mesa. Cuando sea posible, utilice cacerolas y sartenes con cubierta antiadherente o aceite en aerosol para cocinar.

> Saltee los alimentos en caldo o consomé.

> Sazone verduras cocidas, granos, carnes y otros alimentos con hierbas, en lugar de hacerlo con aceite o mantequilla.

Cómo disminuir el colesterol

El colesterol en exceso puede ser doblemente peligroso para las personas con hipertensión, porque obstruye más las arterias ya obstruidas, lo cual hace que el corazón se esfuerce mucho. La dieta DASH ayudará porque contiene poca grasa saturada, que es la causante de que el cuerpo produzca más colesterol.

Dos cosas más. Usted puede ayudar si disminuye la cantidad de colesterol que come cada día. Las frutas y las verduras frescas no contienen colesterol; los productos de origen animal, como carnes, huevos y productos lácteos enteros, contienen mucho colesterol.

Además de limitar su ingesta de colesterol, puede disminuir más sus niveles comiendo mucha fibra soluble, presente en avena, frijoles, chícharos, bayas, manzanas, zanahorias, ciruelas y peras.

> Use margarina en lugar de mantequilla. El primer ingrediente en la etiqueta de una margarina debe ser agua. Contiene una séptima parte de la grasa saturada que tiene la mantequilla y una tercera parte menos de ácidos grasos trans (moléculas que disminuyen el colesterol "bueno" LAD y aumentan el colesterol "malo" LBD).

> Use mostaza en los sándwiches en lugar de mayonesa.

> Disfrute el pan sin mantequilla. Use salsa o aceite de oliva para aumentar su sabor.

Dulces: limitados (5 por semana)

La mayoría comemos mucha azúcar: unos 29 kg al año. (Para captar mejor lo que significa esa cifra, imagine 14 bolsas de azúcar de 2 kg.) Nuestro consumo de azúcar (que ha aumentado en las últimas dos décadas) es uno de los motivos más importantes por los cuales la gente tiene sobrepeso. Los alimentos azucarados eliminan de nuestra dieta alimentos más saludables. Si bebe refrescos azucarados, que no contienen nutrimentos, es menos probable que beba jugos de frutas o verduras ricos en elementos nutritivos.

La dieta DASH limita el consumo de dulces a cinco por semana. No es necesario decir que al principio le costará trabajo abstenerse, en particular si es afecto al dulce. En realidad, el azúcar es un gusto adquirido. Al disminuir la cantidad de ella en la dieta, se le antojará menos.

Estas sugerencias ayudan a disminuir la ingesta de azúcar:

> Cubra el pan francés y los hot cakes con fruta fresca, en lugar de ponerles miel de maple. Para darle a la fruta una consistencia melosa, cocínela con un poco de agua.

> Evite los yogures de sabor, que pueden contener hasta siete cucharaditas de azúcar añadida. Compre yogur natural y agréguele fruta fresca.

> Lea las etiquetas de los cereales y evite las marcas con azúcares añadidos. Identifique los ingredientes que terminan en "osa", como maltosa y dextrosa, y los sólidos de jarabe de maíz, pues son azúcares.

lo que los estudios muestran

▶ El orozuz negro que contiene ácido glicirricinético, en general presente sólo en los dulces preparados con raíz de orozuz, eleva mucho la presión arterial. El ácido afecta algunas hormonas que regulan la presión arterial. Aunque el orozuz rojo no contiene esta sustancia, a algunas cervezas oscuras, en especial las de malta, se les añade como edulcorante.

La dieta DASH: día a día

El tamaño de las porciones de la dieta DASH se basa en 2,000 calorías al día. Quizá tenga que ajustar el número de porciones diarias en un grupo de alimentos, según su necesidad calórica particular. En la "Guía de recursos", al final del libro, encontrará un plan de comidas para cinco días.

Grupo de alimentos	Porciones	Tamaño de las porciones
Granos y productos de granos	7 u 8 al día	1 rebanada de pan integral ½ panecillo integral, muffin o pan árabe grande 1 taza de cereal seco ½ taza de arroz cocido, pasta o cereal cocido
Frutas y verduras	8 a 10 al día	1 manzana o plátano medianos 12 uvas ½ taza de pasitas 1 taza de verduras de hoja crudas ½ taza de verduras cocidas ½ taza (125 ml) de jugo de frutas o verduras
Productos lácteos semidescremados	2 o 3 al día	1 taza (250 ml) de leche semi o descremada 1 taza de yogur 38 g de queso semi o descremado 2 tazas de queso cottage semi o descremado
Carnes, aves y pescados	2 o menos al día	75 g de carne magra cocida (de ave, sin piel) 1 taza de legumbres cocidas
Frutos secos, semillas y legumbres	4 o 5 a la semana	1 taza (38 g) de frutos secos 2 cdas. o 12.5 g de semillas
Grasas	Limitadas a 2 o 3 al día	1 cdita. de aceite o margarina suave 1 cdita. de mayonesa regular 1 cda. de mayonesa con poca grasa 1 cda. de aderezo para ensaladas regular 2 cdas. de aderezo para ensaladas *light*
Dulces	Limitadas a 5 a la semana	1 cda. de azúcar, jalea o mermelada 12.5 g de gomitas (unas 15) 250 ml de limonada 1 cda. de miel de maple

Debate sobre la sal

¿Sí o no a la sal? Ésta es la pregunta para las personas con hipertensión. Hasta hace poco, no había una respuesta clara por parte de la comunidad médica.

A algunas personas su médico les ordenó que dejaran la sal; en cambio, otras pudieron continuar comiendo pepinillos encurtidos y tomando jugo de tomate salado. Por fortuna, la ciencia ideó un plan para todos.

Durante muchos años, los científicos estuvieron divididos respecto a este tema. Muchos creían que la investigación indicaba un vínculo entre el consumo excesivo de sal (sodio) y la hipertensión; recomendaban que algunas personas con presión alta, no todas, limitaran la cantidad de sodio en sus dietas. Otros científicos se basaban en innumerables estudios publicados a mediados de la década de 1990 que indicaban que la restricción del sodio sólo tenía un efecto mínimo en la presión arterial.

(Recuerde: mientras más sodio haya en la sangre, más aumentará el volumen de sangre, pues el sodio se mantiene en el agua. Como resultado, el corazón tendrá que trabajar más para mover un mayor volumen de sangre por los vasos sanguíneos. ¿El resultado? Una mayor presión en las arterias.)

A principios de 2001, hubo resultados del segundo estudio DASH. Este estudio (DASH II) se efectuó para saber específicamente lo que sucedería en los niveles de la presión arterial si las personas seguían diferentes dietas con distintos niveles de sodio. (En otras palabras, el estudio fue diseñado para probar y terminar de una vez por todas con el debate "con o sin sal".) El primer estudio DASH no examinó la reducción de sal.

A los 412 participantes en el estudio se les asignó al azar seguir una dieta "típica" o la dieta DASH. (Para asegurarse de que no hubiera "engaños", se les proporcionó toda la comida.) Las personas de ambos grupos comieron un nivel alto de sal (3,300 mg al día, el promedio de una dieta típica) durante un mes, un nivel medio (2,400 mg al día, el máximo recomendado por la American Heart Association y otras organizaciones) el segundo mes, y un nivel bajo (1,500 mg al día) el tercer mes. El 40% de los participantes en el estudio tuvo hipertensión (presión arte-

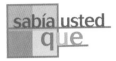

▶ La mayoría de las personas obtenemos del salero de la mesa sólo 15% del total de la sal que consumimos. El 70% de lo que comemos todos los días viene de alimentos procesados: queso, sopa, pretzels, salsa para espagueti, papas fritas, cereal, pan y muchos otros alimentos.

Descifre el lenguaje de las etiquetas

¿Conoce la diferencia entre "sin sal" y "libre de sodio"? Si no, esto le explicará lo que encontrará en las etiquetas.

Libre de sodio	Menos de 5 mg de sodio por porción
Muy poco sodio	35 mg o menos por porción
Poco sodio	140 mg o menos por porción
Sin sal, no se añadió sal, o sin sal añadida	Preparado sin añadir sal, pero aún contiene el sodio que es parte natural del alimento

rial superior a 140/90 mm Hg); el resto tuvo una presión arterial "normal alta".

Poco sodio, presión más baja. Los resultados del estudio fueron sorprendentes. Indicaron con claridad que al comer menos sodio se reduce en forma significativa la presión arterial, tanto como si se tomara un medicamento. Las personas que durante el estudio consumieron la cantidad mínima de sal (1,500 mg al día) experimentaron la reducción más importante en su presión arterial: una disminución promedio de 8.9 mm Hg en la presión sistólica y 4.5 mm Hg en la diastólica.

> **Punto de presión:** Las dietas con poco sodio saben insípidas sólo durante unas semanas. Los estudios indican que al usar menos sal, el gusto por ella disminuye. La mayoría de las personas se adapta a los alimentos con menos sodio en 14 días.

"Antes de nuestro estudio, algunos expertos cuestionaban si valía la pena que las personas sin hipertensión disminuyeran el consumo de sal", comentó el doctor Lawrence J. Appel, profesor de medicina en la Johns Hopkins University y uno de los principales autores del estudio. "Este estudio soluciona esa controversia y realza más los poderosos efectos del cambio de dieta sobre la presión arterial."

Según el Instituto Nacional del Corazón, Pulmones y Sangre, si se limitara el consumo de sal a menos de una cucharadita al día, la apoplejía se reduciría 42% y las afecciones cardíacas más de 20%.

¿Le gusta la sal?

Así que, ¿cuánta sal (cloruro de sodio) tiene que comer usted? Para empezar, debe saber que su dieta actual quizá es demasiado salada. No necesita más de 200 a 500 mg de sodio al día (½ cucharadita). Debido a que el sodio o sal se encuentra en forma natural en los alimentos enteros, desde las manzanas hasta el brócoli y el arroz, puede ingerirla con facilidad sin tener que utilizar el salero. Eso es algo bueno, porque su cuerpo usa el sodio para mantener el equilibrio de los fluidos, transmitir los impulsos nerviosos y regular la presión arterial.

Si es como la mayoría de la gente, consume entre 8 y 10 veces más sal de la que necesita (un total de 4,000 a 6,000 mg al día). Esta medida equivale a la sal de 2 a 3 cucharaditas al día.

Si nunca le pone sal a la comida al cocinarla o en la mesa, ya tiene un buen comienzo. Sin embargo, el salero sólo representa 15% de la sal que termina yendo a la comida. La mayoría (casi tres cuartas partes) de la sal que ingerimos llega "oculta" en los alimentos procesados: las verduras y las sopas enlatadas, las cenas congeladas, los antojitos, el queso, los pretzels, las papas fritas, las galletas, los pasteles, los panes, los cereales para el desayuno, los refrescos… y la lista continúa.

Algunos alimentos procesados contienen mucha sal: hay más de 1,000 mg de sodio en una sola porción. Por ejemplo, una sola taza de muchas de las sopas enlatadas contiene un exceso de sal equivalente a 1,000 mg, al igual que una hamburguesa grande de comida rápida, un par de rebanadas de pizza y varias pechugas de pollo fritas.

sabía usted que

▶ *Antes de probar un sustituto de sal, consulte al médico. Algunos sustitutos de sal o sales* light *contienen una mezcla de cloruro de sodio (sal) y otros compuestos. Para lograr el sabor a sal, quizá usted termine utilizando más sustituto de sal que sal común. ¿El resultado final? No reducirá el consumo de sodio.*

Menos sal y menos grasa: doblemente efectivo

Si disminuye la cantidad de grasa y de sal en su dieta, resultará doblemente útil, como puede ver aquí.

Estado de la presión arterial:	Al seguir una dieta con poca grasa y sin restricción de sal, la presión arterial bajó:	Al seguir una dieta con poca sal y sin restricción de grasa, la presión arterial bajó:	Al seguir una dieta con poca grasa y sal, la presión arterial bajó:
Presión arterial alta	3 mm Hg	8.3 mm Hg	11.5 mm Hg
Presión arterial normal alta	5 mm Hg	6.7 mm Hg	7.1 mm Hg

FUENTE: El estudio DASH II, Estados Unidos, 2001

En general, mientras menos procesada esté la comida, menos será el sodio que contenga. Una rebanada de pan de trigo integral contiene 148 mg; una taza de harina de trigo integral contiene 6 mg de sodio. Un durazno fresco contiene 0 mg de sodio; una rebanada de pay de durazno contiene 253 mg.

Conviértase en un espía del sodio

El sodio sigue siendo sodio sin importar cómo se le llame. Estos compuestos con sal los encontrará en alimentos procesados:

- Glutamato monosódico
- Bicarbonato de sodio
- Fosfato disódico
- Benzoato de sodio
- Nitrato de sodio
- Polvos para hornear
- Propionato de sodio
- Alginato de sodio
- Hidróxido de sodio
- Sulfito de sodio

¿Dejar el salero para siempre? Antes del estudio DASH II, la mayoría de los expertos recomendaba que las personas con hipertensión consumieran máximo 2,400 mg de sodio al día (una cucharadita). Pensaban que sólo algunas personas con hipertensión (quizá la mitad) eran "sensibles a la sal" o que su presión arterial disminuiría si reducían la sal. Por lo tanto, recomendaban a las personas disminur el consumo de sal unas semanas, para ver si eso tenía algún efecto en su presión arterial. Si la presión disminuía, se le pedía a la persona que siguiera una dieta con restricción de sal; si la presión permanecía igual, sólo recomendaban no preocuparse.

Sin embargo, a partir del estudio DASH II muchos expertos están reconsiderando ese antiguo plan de acción. El estudio indicó que mientras más se reduce el consumo de sal, más disminuye la presión arterial. Así que aunque restringir el sodio a 2,400 mg al día es adecuado, limitarlo a 1,500 mg es todavía mejor. Más aún, aunque el estudio confirmó que algunos grupos de personas (en especial los de raza negra y las mujeres) se beneficiaban más al reducir la sal en sus dietas, cada grupo, incluidos el de adultos jóvenes y el de personas sin hipertensión, notó que su presión arterial disminuía al seguir una dieta con restricción de sal.

Si su presión arterial está alta o normal alta, quizá se beneficie al comer menos sal. La disminución del consumo de sal depende de usted y su médico, pero la mayoría de los expertos coinciden en que se debe disminuirla a menos de 2,400 mg al día. Por fortuna, la sal, como el azúcar, es un gusto adquirido. Mientras menos la coma, menos se le antojará.

Cómo quitar sal a su dieta

> Coma menos alimentos procesados o "preparados". Los alimentos naturales, como frutas y verduras frescas, contienen poca sal.

> Al comprar alimentos procesados, lea las etiquetas con atención. Busque las variedades sin sal o con poco sodio.

> No cocine con sal. Si debe añadir sal, hágalo al final, pues así necesitará mucha menos. El sabor salado disminuye mientras más se cocinan los alimentos.

> Sazone sus comidas con hierbas, especias, limón, lima o vinagre, en lugar de sal.

> Si come fuera de casa, pida al cocinero que omita la sal de su comida. Algunos restaurantes lo hacen.

> Planee con anticipación. Si su cena tendrá mucha sal, prepare el desayuno y el almuerzo con comidas "sin sodio".

Preste atención a los minerales

Algunos minerales son tan importantes como la sal para regular la presión arterial. Los científicos saben con certeza que uno de ellos, el potasio, puede usarse para disminuir la presión arterial. Aún no se ha determinado con exactitud qué papel tienen los otros dos (calcio y magnesio) en el tratamiento de la hipertensión.

¡CUIDADO!

Para la mayoría, reducir la sal es algo bueno; sin embargo, para algunos puede ser peligroso. A las personas con problemas renales se les dificulta mantener niveles saludables de sodio en el cuerpo. Si tiene una enfermedad renal, hable con su médico antes de hacer un cambio importante en la dieta.

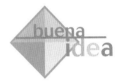

Lleve un conteo diario de su consumo de sodio. Lea las etiquetas de los alimentos en busca del contenido de sodio y anote cuánta sal añade a sus comidas, tanto en la cocina como en la mesa. Anote las cantidades en una libreta. Le sorprenderá ver cuánto sodio consume cada día. Las cifras diarias lo ayudarán a decidir la mejor manera de retirar el sodio de su dieta.

Acerca del potasio

Es muy sencillo: si su cuerpo tiene poco potasio, es probable que su presión arterial se eleve. Estudios recientes indican que si sigue una dieta rica en potasio o toma complementos que lo contengan, ayuda a reducir la presión arterial. El potasio disminuye la presión arterial al crear un equilibrio saludable de sodio en las células. El potasio es el tercer mineral más abundante en el cuerpo, después del calcio y el fósforo; casi todo el potasio del organismo está en el interior de las células.

Debut del potasio. Los reflectores brillaron sobre el potasio como una ayuda importante para tratar la hipertensión en 1997, cuando un grupo de científicos analizó los resultados de 33 diferentes estudios. El análisis indicó que las personas con hipertensión disminuyeron en promedio 4.4 mm Hg la presión sistólica y 2.5 mm Hg la diastólica. Las personas con una presión arterial normal tuvieron una disminución de unos 2 mm Hg en la presión sistólica y 1 punto en la diastólica. Estos cambios reducen 25% la probabilidad de padecer hipertensión.

Trate de consumir 3,500 mg de potasio al día. La mejor fuente la encontrará en alimentos ricos en potasio, en especial frutas, verduras y productos lácteos semidescremados. Si sigue la dieta DASH, comer estos alimentos no representará ningún problema. Tome un vaso de jugo de naranja en el desayuno, medio aguacate en la comida y media taza de espinacas cocidas o una papa al horno en la cena. Los refrigerios pueden ser un plátano, 225 ml de yogur semidescremado o cinco ciruelas pasas.

> **Punto de presión:** Cocine las verduras al vapor o en el horno de microondas, pues el hervor disminuye su contenido de potasio. Una papa al horno pierde 50% de su potasio, mientras que una al vapor pierde menos de 6% de ese mineral.

Quizá también deba pensar en tomar complementos de potasio, particularmente si se le dificulta limitar la sal en su dieta; los complementos ayudan a mitigar los malos efectos del exce-

---

sabía usted que

▶ *Los afroamericanos, cuyas dietas tienden a ser muy bajas en potasio, pueden beneficiarse al aumentar los niveles de este mineral. Un estudio indicó una disminución importante de 20 mm Hg en la presión sistólica y una disminución de 13 mm Hg en la presión diastólica de los afroamericanos que toman pastillas de potasio.*

so de sal en el cuerpo. (¡No piense que al añadir potasio a su dieta puede usar de nuevo el salero en la mesa!) Si toma un medicamento de los llamados diuréticos para la presión arterial, el médico quizá le recomiende complementos de potasio. Los diuréticos expulsan sal extra y agua del cuerpo y, a veces, el potasio las acompaña. (Lea más sobre los diuréticos en el Capítulo 7.)

A continuación encontrará una lista de alimentos que contienen mucho potasio (empezamos con los que contienen mayores cantidades del mineral). No elija sólo las mejores fuentes de potasio; comer una amplia variedad de alimentos le proporciona elementos saludables, como fitoquímicos y fibra.

- **Chabacanos secos:** 1 taza, 1,567 mg

- **Aguacate:** 1 mediano, 1,097 mg

- **Papa (horneada con piel):** 1 mediana, 844 mg

- **Frijoles pintos:** cocidos, 646 mg

- **Yogur:** 579 mg

- **Jugo de naranja:** 1 taza, 550 mg

- **Melón chino:** 1 taza, 482 mg

- **Plátano:** 1 mediano, 467 mg

- **Calabacitas:** ½ taza cocidas, 448 mg

- **Espinacas:** ½ taza cocidas, 419 mg

- **Alubias:** ½ taza cocidas, 354 mg

- **Ciruelas pasas:** ½ taza, 317 mg

- **Pasitas:** ½ taza, 310 mg

¡CUIDADO!

No todas las personas deben acumular potasio. Hay quienes necesitan tener cuidado con él; por ejemplo:

➤ Los hipertensos que toman ciertos medicamentos, como diuréticos que privan de potasio o inhibidores de la enzima convertidora de angiotensina, tienen riesgo de problemas cardíacos si toman demasiado potasio.

➤ Personas que tienen padecimientos renales.

Asegúrese de hablar con el médico antes de aumentar la cantidad de potasio en su dieta.

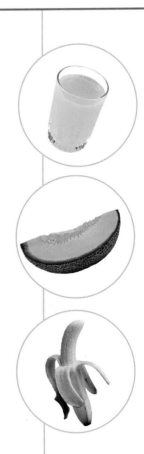

¿Puede depender del calcio?

Esto es lo que sabemos con certeza sobre el calcio: al tener muy poco calcio en el cuerpo, aumenta el riesgo de padecer hipertensión. Examine el siguiente resultado de un estudio en 80,000 enfermeras, llamado Estudio de Salud de las Enfermeras, hecho en Estados Unidos. Las mujeres en el estudio que consumieron al menos 800 mg de calcio al día tuvieron 23% menos riesgo de padecer hipertensión que las mujeres que tomaron menos de 400 mg de calcio diarios.

Embarazo: el efecto del calcio

Tomar suficiente calcio durante el embarazo disminuye 50% el riesgo de la futura madre de desarrollar hipertensión inducida por la preñez. Los estudios indican que las mujeres con buenas reservas de calcio generalmente tienen bebés con tasas de natalidad más altas y presión arterial más baja. ¿Cuánto calcio necesita durante el embarazo? Los médicos recomiendan de 1,500 a 2,000 mg al día.

Usted pensará, entonces, que si toma complementos de calcio todos los días ayudará a reducir la presión arterial. Por desgracia, los estudios indican que no es así. Los complementos de calcio tienen poco impacto en la presión arterial.

> **Punto de presión:** Aunque el calcio es el mineral más abundante en el cuerpo, casi todos los adultos obtienen sólo la mitad del mineral que necesitan cada día.

Debido a que una deficiencia de calcio está vinculada con la hipertensión arterial, no se arriesgue. Asegúrese de tomar suficiente calcio. Si tiene menos de 50 años de edad, debe tomar al menos 1,000 mg de calcio al día; si tiene más de 50 años, aumente la cantidad hasta 1,200 mg (si es hombre) o 1,500 mg (si es mujer).

Primero los alimentos. Trate de obtener la mayor parte del calcio de fuentes alimentarias en vez de complementos. Los productos lácteos contienen mucho calcio (un vaso de leche de 225 ml contiene 300 mg del mineral), pero también puede contener demasiada grasa. Asegúrese de seguir las indicaciones de la dieta DASH. Elija siempre leche, queso y yogur descremados o semidescremados. Coma muy poca mantequilla.

A continuación encontrará los alimentos que contienen más calcio. Trate de comerlos todos, en lugar de enfocarse sólo en las fuentes que más contienen este mineral.

- **Yogur (natural, descremado):** 1 taza, 400 mg

- **Col (cocida):** 1 taza, 357 mg

- **Queso ricotta (semidescremado):** ½ taza, 337 mg

- **Leche (semi o descremada):** 1 taza, 300 mg

- **Jugo de naranja (calcio añadido):** 1 taza, 300 mg

- **Tofu (procesado con sulfato de calcio):** ½ taza, 260 mg

- **Brócoli (cocido):** 1 taza, 118 mg

- **Almendras (tostadas):** ½ taza, 100 mg

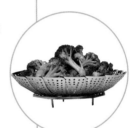

La C da resultado

Quizá ha escuchado que la vitamina C sirve como tratamiento preventivo para el resfriado común, pero ¿protege también contra la hipertensión? Sí, de acuerdo con un estudio reciente, en el cual los investigadores dieron a un grupo de personas con hipertensión dosis diarias de 500 mg de vitamina C y a otro grupo pastillas placebo. Un mes después, el promedio de la presión arterial de las personas que tomaron la vitamina C disminuyó 9.1%, comparado con 2.7% de las personas que tomaron el placebo.

Cómo funciona. Los autores del estudio creen que la vitamina C disminuye la presión arterial al mantener el abastecimiento de óxido nítrico en el cuerpo, necesario para que los vasos sanguíneos se relajen. Cuando los vasos sanguíneos se tensan, la presión se eleva; cuando se relajan, la presión arterial disminuye.

Es fácil obtener vitamina C de los alimentos (un vaso de jugo de naranja contiene 124 mg de ella). Otras buenas fuentes incluyen pimientos verdes, brócoli, tomates y fresas.

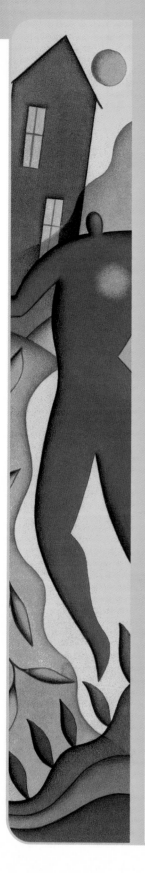

Comidas que sanan: lucha de un hombre

Carlos Sánchez, de 72 años, era superintendente de producción de General Motors. Era responsable de 1,300 trabajadores y tenía otras cosas en qué pensar más que en cocinar. En un examen, el médico dijo que su presión arterial era de 150/90 mm Hg.

"No pensé que pudiera sucederme esto", comenta Carlos. "No fumaba ni bebía y no había hipertensos en mi familia."

El médico le aconsejó perder peso, ejercitarse y reducir el estrés laboral. "Pero no resultó", dice él, y a dos años del diagnóstico empezó a tomar medicamento.

Un día, después del trabajo, un anuncio en el periódico atrajo la atención de Carlos. Un hospital cercano buscaba personas para un estudio sobre la dieta y la hipertensión. Comenta que de inmediato se inscribió porque "en lugar de tomar medicamento, quería controlar mi presión arterial de manera natural".

Carlos se reunió con otras personas que tomaban parte en el estudio una vez por semana, durante 18 meses. Entonces aprendió a preparar los alimentos y a aderezarlos con sazonadores y no con sal. "No dejé de comer sal de pronto, sino que lo hice en forma gradual. Sólo tenía que ponerles sal a los huevos. Aún la consumo, pero en lugar de comer dos huevos, como uno." Carlos dejó de tomar medicamento y su presión disminuyó a 130/75. Comer más pescado y aves lo ayudó a perder peso, de 88 a 82 kg. "Y empecé a cocinar", dice Carlos. "El problema era mío, y si deseaba comer algo específico, yo mismo tenía que prepararlo."

La presión arterial de Carlos permaneció baja a través de los años, gracias a una dosis pequeña de medicamento y a su cocina cuidadosa y creativa. Usted puede "probar" uno de sus guisados si pone cerdo, res, camarones, pollo u ostras en una salsa de ajo, jengibre, maicena y aceite de cacahuate. Sofría la carne o el pescado con verduras y un poco de salsa de soya baja en sodio.

"No me gusta estar a merced de alguien o algo cuando cocino. Yo preparo lo que necesito para mantener mi salud", dice.

> "Quería controlar mi presión arterial de manera natural", afirma Carlos.

El magnesio es una opción

Igual que con el calcio, tener muy poco magnesio está vinculado con la hipertensión. Algunos estudios indican que al tomar complementos de magnesio se disminuye un poco la presión arterial, en particular en personas cuya presión es superior a 140/90 mm Hg. Pero los resultados no han sido consistentes y la mayoría de los expertos no están convencidos del valor de prescribir magnesio a personas con hipertensión.

Fuentes de magnesio. Debe asegurarse de ingerir suficiente de este importante mineral. Una de las principales tareas del magnesio en el cuerpo es aumentar la anchura de los vasos sanguíneos, una tarea que puede explicar la manera en que ayuda a disminuir la presión arterial.

La dosis diaria recomendada de magnesio es de 400 mg. Recuerde que una fuente natural es mejor y más económica. Intente obtener el nutrimento en forma natural, en lugar de tomar complementos.

A continuación encontrará alimentos abundantes en magnesio. Pruébelos todos, en lugar de enfocarse sólo en las fuentes más ricas del mineral.

- **Almendras o avellanas:** 60 g, 170 mg

- **Espinacas (cocidas):** 1 taza, 155 mg

- **Acelgas (cocidas):** 1 taza, 150 mg

- **Semillas de girasol (secas):** ½ taza, 130 mg

- **Halibut o sierra (cocido):** 110 g, 120 mg

- **Tofu:** 110 g, 120 mg

- **Arroz integral (cocido):** 1 taza, 85 mg

- **Aguacate:** 170 g, 70 mg

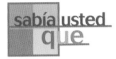

sabía usted que

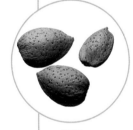

▶ *Investigaciones indican que el citrato de magnesio es la forma que mejor absorbe el cuerpo. El óxido de magnesio puede ser el menos costoso, pero es el que menos se absorbe.*

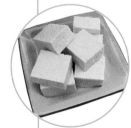

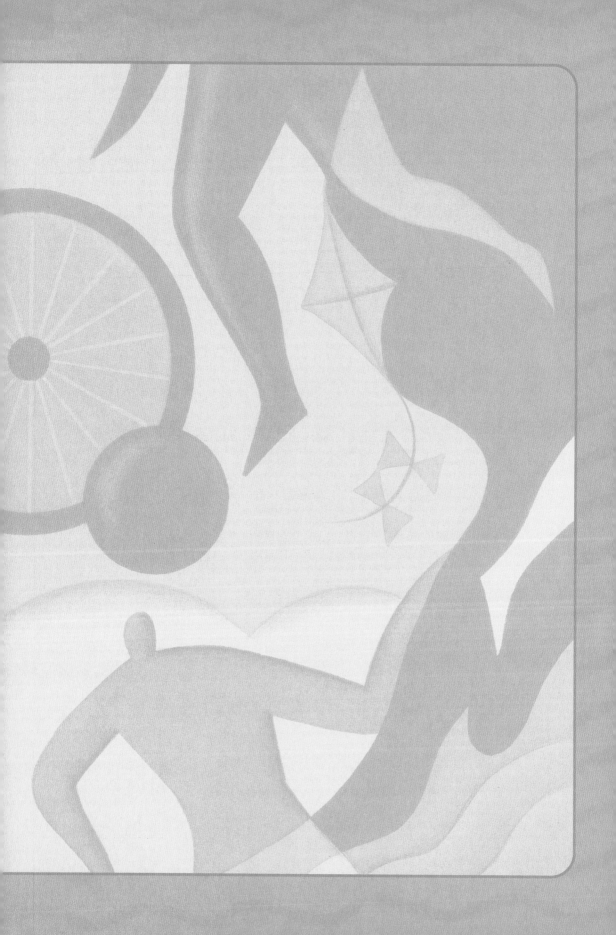

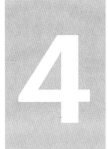

4 La prescripción de ejercicio

El ejercicio beneficia muchas cosas, incluida la

hipertensión arterial. Una buena condición

física es una de las formas más efectivas para

perder kilos, fortalecer el corazón, crear más

vasos sanguíneos elásticos y reducir estrés y

tensión; resulta una receta en cuatro partes que

ayuda a reducir los niveles de la presión arterial.

CONCEPTO CLAVE El ejercicio es económico, de fácil disponibilidad y libre de los efectos secundarios asociados con los medicamentos. Es una opción que sólo usted puede elegir.

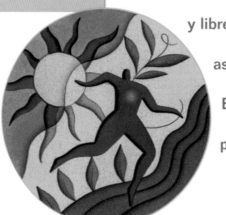

¿Obtiene suficiente vitamina X?

Cuando se trata de disminuir la presión arterial y fortalecer el corazón, el ejercicio habitual (conocido en algunos círculos como vitamina X) es una prescripción para el éxito. Los estudios indican, una y otra vez, que la actividad física diaria reduce la presión arterial, a veces de manera tan efectiva como los medicamentos.

¿Y si usted no tiene hipertensión y su meta es mantener su salud como está? El ejercicio habitual es también una gran medicina preventiva. Ayuda a controlar la presión arterial, para que nunca alcance niveles que dañen el corazón.

El camino no tomado. Para muchos, el ejercicio es la prescripción nunca escrita. Pocas personas hacen al menos 30 minutos de actividad física moderada la mayor parte de los días, que es el requerimiento mínimo, según los expertos, para reducir en forma efectiva la hipertensión y proteger el corazón. Entre esas personas están los caminadores decididos que vemos en el parque cada mañana; los nadadores cotidianos que nadan vuelta tras vuelta en alguna de las albercas de su localidad; los entusiastas del gimnasio en casa que se ejercitan mientras en la noche ven las noticias , y muchos otros.

¿Qué hay acerca del resto de la gente? Muchas personas se ejercitan un poco, pero no con regularidad ni con la intensidad suficiente para obtener algún beneficio cardiovascular. Puede ser que caminen, naden o utilicen la bicicleta fija, pero sólo en forma esporádica. Un número menor de personas de más de 18 años son totalmente inactivas, pues no llevan a cabo ninguna actividad física.

Si sumamos las personas que nunca se mueven con las que hacen poco ejercicio, obtendremos una estadística deprimente. Cerca del 80% de las personas son inactivas y ello es de gran riesgo para su salud.

El movimiento importa

No se puede negar que muchas investigaciones se-ñalan los beneficios del ejercicio. Estudio tras estudio indican que la inactividad física es un factor de mayor riesgo de hipertensión y enfermedad cardíaca. Las personas con menos condición física tienen un riesgo de 30 a 50% mayor de desarrollar hipertensión que las que utilizan la caminadora o se fortalecen con regularidad. Tienen una probabilidad dos veces y media mayor de desarrollar enfermedad cardíaca. La inactividad física aumenta el riesgo de desarrollar diabetes, cáncer y otros problemas de salud graves.

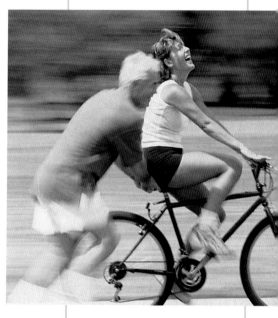

Un gran número de muertes por año son el resultado de la falta de actividad física habitual.

Cómo disminuye el ejercicio la presión arterial. Para empezar, el ejercicio habitual lo ayuda a perder peso, lo cual, como dijimos en el Capítulo 2, disminuye en forma significativa la presión arterial. Esto tiene mucho sentido: al quemar más calorías de las que consume, pierde peso. El ejercicio abastece el horno del cuerpo, por lo que la mayoría de las calorías se quema, en lugar de almacenarse. Así que si no incluye el ejercicio en su plan para perder peso, se le dificultará lograr y quizá mantener un peso saludable.

Perder peso para bajar de una talla 10 a una 8 no es el único motivo por el cual los que hacen ejercicio experimentan una disminución de la presión arterial. Varios estudios indican que la actividad física habitual reduce la presión arterial incluso si no pierde un solo kilo. Los médicos no saben por qué, pero piensan que el fenómeno está vinculado con el efecto positivo que tiene el ejercicio en el corazón y el sistema circulatorio.

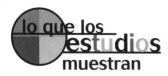

lo que los estudios muestran

▶ *Una sola sesión de 45 minutos en una caminadora es suficiente para reducir la presión arterial sistólica y la diastólica, de acuerdo con un estudio de los investigadores de la Universidad de Maryland. Los investigadores pidieron a 11 hombres obesos, de entre 49 y 67 años, que caminaran tres sesiones de 15 minutos en una caminadora, con "descansos" de cuatro minutos entre sesiones. La presión sistólica disminuyó de 6 a 13 mm Hg y la diastólica de 4 a 8 mm Hg después de la sesión de ejercicio. La presión arterial se mantuvo baja durante 24 horas.*

➤ **Punto de presión:** Hoy los científicos piensan que el 80% de los problemas de salud asociados con el envejecimiento, incluida la hipertensión, pueden prevenirse, o por lo menos posponerse, al mantenerse en buen estado físico.

Mientras mejor condición física tenga, más fuertes y eficaces serán los músculos del corazón y los pulmones. Una sesión de ejercicio que lo haga sudar hace maravillas en las arterias. Nuevos estudios indican que el ejercicio habitual ayuda a mantener los vasos sanguíneos sanos y "jóvenes". Las personas de 60 años físicamente activas tienen arterias similares a las de 40.

¿Cuál es el secreto? En apariencia, el ejercicio evita que el recubrimiento de los vasos sanguíneos, llamado endotelio, se deteriore y endurezca, lo cual impide el desarrollo de bloqueos de placa y coágulos de sangre. Mientras más sano esté el endotelio, más fácil será que los vasos sanguíneos se relajen y permitan que fluya la sangre. El ejercicio ayuda a aumentar el colesterol "bueno" LAD, que expulsa del cuerpo el colesterol "malo" LBD. En resumen, el ejercicio hace un trabajo excepcional al reducir la tensión en todo el sistema circulatorio.

¿Ya está convencido de que el ejercicio debe ser parte de su prescripción para la hipertensión? Bueno, pues a moverse.

Ejercicios aeróbicos: actividad para su hipertensión

Algunas personas los llaman ejercicios dinámicos, otras les dicen ejercicios isotónicos, pero la mayoría los llamamos ejercicios aeróbicos. Sin importar cómo se les llame, estos ejercicios son el mejor tipo de actividad para reducir la presión arterial.

Los ejercicios que elevan el ritmo cardíaco se consideran aeróbicos. Para explicarlo mejor, el ejercicio aeróbico es cualquier actividad que compromete los músculos grandes del cuerpo, generalmente los de las piernas, en forma repetitiva y

Píldora original contra el envejecimiento

¿Desea vivir más tiempo y sentirse mejor que ahora? Entonces haga alguna actividad todos los días. De acuerdo con los Centros para el Control de Enfermedades, la actividad física habitual:

- Reduce el riesgo de muerte prematura
- Reduce el riesgo de morir por enfermedad cardíaca
- Reduce el riesgo de desarrollar diabetes
- Reduce el riesgo de desarrollar hipertensión
- Ayuda a reducir la presión arterial en personas hipertensas
- Reduce el riesgo de desarrollar cáncer de colon
- Reduce las sensaciones de depresión y ansiedad
- Ayuda a controlar el peso
- Ayuda a desarrollar y mantener huesos, músculos y articulaciones sanas
- Ayuda a los adultos mayores a estar más fuertes y tener mayor capacidad para moverse sin caerse
- Promueve el bienestar psicológico

el tiempo suficiente para que el corazón lata del 60 al 80% de su ritmo máximo al menos durante 20 minutos, pero de preferencia durante 30.

Los ejercicios aeróbicos acondicionan el corazón para que bombee con eficiencia y el oxígeno sea enviado a las células de los músculos que trabajan. (*Aeróbico* significa "con oxígeno".) Cualquier actividad (caminar aprisa, correr, andar en bicicleta o nadar) puede ser aeróbica si entra en esta definición.

Ejercicio sin sudor. Tal vez no sepa que las actividades aeróbicas pueden incluir actividades no deportivas, como la jardinería y el baile de salón. Los estudios indican que el ejercicio lento y moderado produce muchos de los mismos beneficios a la salud del corazón y del sistema circulatorio, que los que producen las actividades aceleradas.

Para que una actividad se "considere" aeróbica debe ser realizada con intensidad durante el tiempo suficiente para que el corazón y los pulmones trabajen en forma adecuada. La actividad debe hacerse con frecuencia, con el fin de que tenga un efecto prolongado y duradero en el sistema cardiovascular. Debe usted considerar estos tres puntos al planear su estrategia personal de ejercicio: intensidad, duración y frecuencia.

> ➤**Punto de presión:** En términos de beneficios para la salud en general, no importa lo que haga para estar en forma, siempre y cuando queme, al menos, de 1,000 a 2,000 calorías a la semana con alguna actividad.

¿Con qué intensidad?

Mientras más intensa es la actividad, mayor es la rapidez con que late su corazón y mayores los beneficios que obtiene. Cuando inicie un programa de ejercicios, propóngase trabajar con una intensidad del 50 al 70% de su ritmo cardíaco máximo. Los expertos llaman a este ritmo "moderadamente intenso". De manera gradual, al ir estando en mejor forma, puede incrementar la intensidad del ejercicio hasta trabajar entre el 70 y el 85% de su ritmo cardíaco máximo. (Estas cifras son sólo sugerencias. Asegúrese de hablar con el médico sobre la intensidad adecuada para usted.)

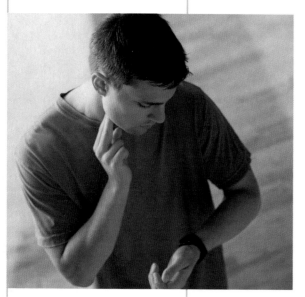

Conozca su máximo

¿Cómo puede saber si alcanzó la intensidad deseada durante un ejercicio? Antes que nada, es necesario que conozca su ritmo cardíaco máximo, para lo cual sólo tiene que hacer este sencillo cálculo: reste su edad al número 220. Si tiene 50 años, su ritmo cardíaco máximo (o pulso) debe ser de 170 latidos por minuto (220 menos 50 es igual a 170).

Luego, multiplique su ritmo cardíaco máximo por 0.50 y 0.70 (para un ejercicio moderado) y 0.70 y 0.85 (para un ejercicio vigoroso). Estos números son los límites bajo y alto que debe tener su pulso durante cada tipo de ejercicio. En otras palabras, si tiene 50 años, su pulso debe latir a un ritmo de entre 85 (0.50 x 170) y 119 (0.70 x 170) veces por minuto durante un ejercicio moderadamente intenso. Si quiere hacer un ejercicio vigoroso, debe latir a un ritmo de entre 119 (0.70 x 170) y 144 (0.85 x 170).

Cómo encontrarse el pulso

Puede tomar su pulso en la parte interior de la muñeca o en el cuello, entre la tráquea y los músculos grandes del cuello. Para sentirse el pulso quizá necesite práctica. Use las puntas de los dedos índice y medio y no oprima con demasiada fuerza. Cuente el número de latidos en 10 segundos (necesitará un reloj con segundero); luego, multiplique el total por 6. Ese número le indicará la fuerza con la que late su corazón y si el ejercicio satisface el objetivo que se fijó como meta.

La prueba del habla

¿Le parecen complicadas estas matemáticas? No se desespere. Hay formas más simples y menos científicas para determinar si sus ejercicios le hacen bien al corazón. Si suda y siente que se le va un poco el aliento 15 minutos después de hacer ejercicio, quizá va a un ritmo saludable para el corazón. Puede utilizar también la "prueba del habla". Si puede sostener una charla con un

Matemáticas del corazón: ¿cuánto debe ejercitarse?

Edad	Ritmo cardíaco máximo	Del 50% al 70% del máximo	Del 70% al 85% del máximo
25	195	97 a 136	136 a 165
30	190	95 a 133	133 a 161
35	185	92 a 129	129 a 157
40	180	90 a 126	126 a 153
45	175	87 a 122	122 a 148
50	170	85 a 119	119 a 144
55	165	82 a 115	115 a 140
60	160	80 a 112	112 a 136
65	155	77 a 108	108 a 131
70	150	75 a 105	105 a 127
75	145	72 a 101	101 a 123
80	140	70 a 98	98 a 119

compañero de ejercicio o cantar en voz alta, con poco esfuerzo, es probable que esté dentro del ritmo que se fijó como meta. Si se queda sin aliento y jadea demasiado al hablar, disminuya el ritmo. Se está ejercitando demasiado.

¿Cuánto tiempo?

Una vez que alcance la intensidad deseada durante un ejercicio, debe mantenerse ahí el tiempo suficiente para que el sistema cardiovascular reciba los beneficios. Debe ejercitarse al menos durante 30 minutos dentro del ritmo de su pulso que se fijó como meta. (No cuentan el tiempo de calentamiento y enfriamiento, pues en estas partes del ejercicio el pulso disminuye por debajo del ritmo fijado como meta.)

Si desea aumentar en forma gradual el ejercicio aeróbico a 45 o 60 minutos, o más tiempo, su presión arterial se lo agradecerá. El ejercicio prolongado y continuo ayuda a perder peso, porque el cuerpo empieza a quemar cantidades significativas de grasa sólo después de 30 minutos de actividad vigorosa.

¿Poco o mucho tiempo? Durante los últimos 12 años, los expertos de algunos centros para el control y prevención de enfermedades han tenido buenas noticias para las personas reacias a usar shorts, camisetas y demás prendas que se necesitan en un gimnasio. Con base en estudios, declararon que un ejercicio no tiene que durar 30 minutos continuos para ayudar al corazón. Así, puede dividir los 30 minutos en periodos más cortos de actividad durante el curso del día (por ejemplo, 10 minutos de bicicleta fija en casa por la mañana, seguidos de una caminata rápida de 20 minutos durante el día). Es más, según esos expertos, actividades comunes como lavar el carro, aspirar la casa y la jardinería cuentan como actividades saludables para el corazón.

No todos los investigadores están de acuerdo con el consejo de estos expertos. Algunos dicen que no existe una buena prueba científica que respalde que las sesiones intermitentes de ejercicio son tan buenas para la salud como hacer ejercicio durante media hora seguida. Aun así, todos están de acuerdo en que casi cualquier actividad física es mejor que ninguna. Así que los días en que no

Adiós a las calorías

Si perder peso es una de sus metas al hacer ejercicio, quizá desee saber cuántas calorías quema durante sus ejercicios. El número preciso de calorías que gasta durante una actividad particular depende de su peso corporal. Mientras más pesa, más calorías quema.

Actividad	Calorías quemadas cada 30 minutos si pesa...			
	57 kg	68 kg	79 kg	91 kg
Bicicleta (10 km/h)	102	120	138	156
Bicicleta (20 km/h)	178	210	241	273
Caminar (3 km/h)	102	120	138	156
Caminar (5 km/h)	136	160	184	208
Caminar (6 km/h)	187	220	253	286
Correr (9 km/h)	314	370	425	481
Correr (11 km/h)	391	460	529	598
Esquí a campo raso	297	350	402	455
Nadar (23 m/min)	119	140	161	182
Nadar (46 m/min)	212	250	287	325
Saltar la cuerda	318	375	431	487
Tenis (singles)	170	200	230	260

tenga tiempo para ejercitarse, haga pausas cortas para la "salud": pasee al perro, barra las hojas o encienda el radio y baile.

¿Con qué frecuencia?

Ya sabe la intensidad de su ejercicio aeróbico (al menos el 50% de su ritmo cardíaco máximo) y el tiempo que le dedicará (al menos 30 minutos). La última pregunta es: ¿con qué frecuencia debe ejercitarse? La mayoría de los expertos recomiendan de 3 a 5 veces a la semana. Si se ejercita menos, es probable que su presión arterial no mejore; si se ejercita más, puede lesionar los músculos sin una mejoría para el sistema cardiovascular.

Para evitar lesiones, en especial si tiene sobrepeso o ha estado inactivo por un tiempo, divida el ejercicio aeróbico durante la semana. ¡Su cuerpo le agradecerá los días de descanso! Sin embargo, el resto de los días no deben ser días "sin ningún movimiento". Puede caminar pausadamente, andar por el parque, o incluso jugar golf o chapotear en la alberca. No tiene que prestar atención a la intensidad ni a la duración del ejercicio.

Variedad de ejercicios aeróbicos

Para encontrar su gusto por el ejercicio, elija una actividad que no sólo lo haga sudar, sino que le dé una sensación de logro y, nos atrevemos a decir, de alegría. Aprenda a ser su propio juez y llénese de felicidad con su progreso personal, en lugar de guiarse por los mayores logros de su mejor amigo.

Caminar. Ésta es la actividad aeróbica más fácil, menos costosa y más segura. No requiere equipo especial, excepto unos zapatos cómodos, y puede hacerse en cualquier sitio. Camine con los amigos, al aire libre o en un sitio cerrado (en una caminadora o en un centro comercial). Si ha sido sedentario, empiece con lentitud (quizá con una caminata de 5 o 10 minutos) y aumente, en forma gradual, la velocidad y la distancia.

Consejo: Golpee primero el suelo con el talón, luego con la planta del pie y, finalmente, empújese con los dedos. Esta secuencia ayuda a prevenir dolor en las espinillas. Los zapatos para caminar tienen un acojinado adicional en el área del talón, el sitio de mayor impacto.

Correr. Esta actividad fortalece el sistema cardiovascular, con menos inversión de tiempo que en la caminata. Es una buena actividad para gente ocupada. El único equipo que necesita es un par de zapatos para correr de buena calidad. Empiece con lentitud y sólo después camine tres kilómetros a paso rápido. Correr puede afectar las rodillas; si tiene algún problema en ellas, hable con su médico antes de iniciar un programa para correr. O considere caminar, nadar o andar en bicicleta.

Consejo: Use unos buenos zapatos. La intensidad y el equilibrio deben preocupar a las mujeres embarazadas, a las personas mayores y a los obesos. Para proteger las articulaciones, adopte una posición en semicuclillas al correr cuesta abajo.

Andar en bicicleta. El ciclismo le permite incrementar su aguante con lentitud y con una tensión mínima en las articulaciones de las piernas; además, es una gran actividad para principiantes. Puede hacerse al aire libre (en una ciclopista) o en el interior, en una bicicleta fija. En cualquier caso, necesitará una buena bicicleta y un casco si conduce al aire libre. El pedaleo rápido con un engranaje "fácil" es el mejor ejercicio aeróbico.

---

sabía usted que

▶ *No necesita un gimnasio para tener buena condición física. Según un estudio en casi 200 personas, el grupo de quienes se ejercitaron y caminaron al aire libre 30 minutos al día tuvo tan buena condición física como el de quienes fueron al gimnasio.*

▶ *El corazón de una persona con buena condición física bombea de 45 a 50 latidos por minuto. Compare esto con el corazón de una persona inactiva promedio, que bombea de 70 a 75 latidos por minuto. Un corazón en buen estado late 36,000 veces menos por día que el de una persona inactiva. ¡Eso es 13 millones menos de veces por año!*

Ejercicio sin paredes

Si es del tipo independiente que se siente confinado por los parámetros de un programa o el compromiso de un deporte muy exigente, éstas son dos formas de quemar 2,000 calorías a la semana sin correr un maratón o participar en actividades muy estructuradas:

Situación	Actividad	Calorías por semana
En el trabajo o en casa	Subir dos tramos de escaleras al día	300
	Caminar de 1.5 a 3 km al día en el trabajo	750
Caminar por placer	De 1 a 2 horas u 8 km/semana	350
Deportes moderados como golf, tenis o natación	2 horas por semana	750

Consejo: Preste atención a la altura del asiento. Colóquelo de manera que al extender una pierna sobre el pedal bajo, con el pie plano, la rodilla esté ligeramente inclinada. Si el asiento está muy bajo, tensará las rodillas. Si está demasiado alto, esforzará más la espalda. Ajuste la altura de la columna del manubrio de 2 a 5 cm abajo de la punta del asiento.

Saltar la cuerda. Imite lo que hacen los boxeadores de primera para fortalecer el corazón y los pulmones: salte la cuerda. Aunque esta actividad no aumenta el ritmo cardíaco con la misma consistencia que al correr, es una buena actividad aeróbica. Se necesita coordinación y práctica, así como suficiente espacio para girar la cuerda. Al saltar la cuerda se eleva con rapidez el ritmo cardíaco a niveles de entrenamiento. Empiece despacio, quizá alternando saltar la cuerda y caminar.

Consejo: Evite saltar sobre asfalto y superficies duras; elija una flexible, como madera, alfombra o colchón para ejercicio y use zapatos acojinados. Este ejercicio puede afectar las rodillas. Compre una cuerda con cuentas, para que no se enrede.

Nadar. Debido a que no ejerce tensión en huesos, articulaciones o músculos, es una actividad aeróbica excelente, en particular para personas con sobrepeso o con artritis u otros problemas en las articulaciones.

Consejo: Tome algunas lecciones si no lo ha hecho recientemente. Algunas técnicas nuevas (específicamente la brazada en forma de S) ayudan a prevenir problemas en los hombros y le permiten nadar mejor.

Patinar. Ya sea que patine sobre hielo o sobre asfalto, el patinaje es un gran acondicionador aeróbico. Asegúrese de man-

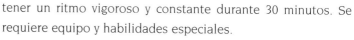

tener un ritmo vigoroso y constante durante 30 minutos. Se requiere equipo y habilidades especiales.

Subir escaleras. Esta actividad sencilla ayuda al corazón y afecta de manera mínima a los tobillos y a las rodillas. Por supuesto, nos referimos a las escaladoras, no a las escaleras. Si usa las escaleras en lugar del ascensor es una buena idea para un ejercicio "mini", pero a la mayoría de las personas se les dificultaría hacer ejercicio aeróbico durante 30 minutos en unas escaleras.

Consejo: Evite la tensión excesiva en las rodillas al usar la escaladora; asegúrese de que la pierna extendida esté un poco doblada y de que las rodillas estén alineadas detrás de los dedos.

Remar. Esta actividad ofrece un gran acondicionamiento cardiovascular. Si hay un club de remo en su zona y puede costearlo, quizá desee tomar clases e incluso formar parte de un equipo. La mayoría de las personas que reman como ejercicio lo hacen en aparatos que simulan la experiencia en el agua. Los aparatos que tienen volante y transmisión de cadena son los modelos más efectivos y fáciles de utilizar.

Consejo: Evite el error común de deslizar el asiento hacia atrás antes de mover los brazos. Más bien, deslice la espalda y tire al mismo tiempo. Para proteger las articulaciones, nunca cruce las rodillas o los codos al remar.

¡Atención! Sesiones aeróbicas más seguras

- ▶ Calentamiento. Para mejores resultados, inicie cada sesión de ejercicio (nadar en la alberca o correr en el parque) con un calentamiento de 5 a 10 minutos de actividad aeróbica moderada que caliente los músculos, para que estén más flexibles y haya menos probabilidad de un desgarre. Camine a paso moderado, use una bicicleta de ejercicio o marche sin avanzar.

- ▶ Vístase para el éxito. Elija ropa que le permita libertad de movimiento. Los materiales y los cinturones elásticos son ideales. Evite el algodón, que absorbe la transpiración y hace que se sienta sudoroso.

- ▶ Pies cómodos. Algunos deportes requieren zapatos específicos. No corra con zapatos para caminar ni use zapatos para correr en una clase de aeróbicos (se le dificultará dar pasos hacia un lado y aumenta el riesgo de esguinces en los tobillos). Asegúrese de usar los zapatos adecuados para cada actividad específica.

○ Beba lo suficiente. Al permanecer hidratado previene el mareo, los calambres, el agotamiento y el colapso. Beba un vaso grande de agua al menos 20 minutos antes del ejercicio y, al ejercitarse, dé tragos de agua de 60 ml, al menos cada 10 minutos.

○ Enfríese. Termine cada sesión con un enfriamiento (la mitad del tiempo que duró el calentamiento), para reducir en forma gradual la intensidad del ejercicio. Luego del enfriamiento haga algunos estiramientos diseñados para aflojar los músculos que ejercitó.

○ Dé pasos pequeños. Muchas personas empiezan sofo-cándose y terminan lesionadas o agotadas. Piense en pequeño e incremente sus éxitos.

El entrenamiento con pesas

Los médicos solían desalentar a los hipertensos para que no se entrenaran con pesas, pues temían que eso desencadenara un aumento repentino de la presión arterial. Pero ya no dan ese consejo. Un estudio reciente de 40 años de investigación sugiere que al desarrollar los músculos se reduce la presión arterial.

La American Heart Association recomienda que las personas con cardiopatías y las que no las padecen incluyan el entrenamiento con pesas en su rutina de ejercicio (de cualquier modo las personas con cardiopatía deben consultar al médico).

Para tener fuerza

Desde tomar en brazos a un niño o a un nieto, hasta llevar a casa archivos pesados y una computadora de la oficina, muchas de nuestras actividades cotidianas requieren músculos que puedan soportar la carga. Para mantener los músculos en buen estado y fuertes, necesitamos usarlos con regularidad y persistencia. Pocos lo hacemos y por eso tendemos a perder un promedio de 3 a 5% del tejido muscular en cada década de la vida adulta. Por eso se dificultan tareas rutinarias como cargar bolsas. Los músculos débiles causan tensión y fatiga en las articulaciones, lo cual provoca que nos sintamos más viejos.

Pruebe las pesas. No todo es fatalidad y abatimiento. El entrenamiento con pesas no sólo evita la pérdida de músculo, sino que la contrarresta. Lo bueno es que nunca es demasiado tarde para fortalecer los músculos. Puede hacerlo a cualquier

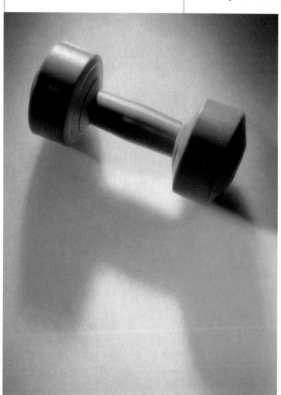

edad, aunque nunca haya entrenado con pesas. Un estudio que incluyó a varios cientos de residentes de una casa de ancianos de 72 a 98 años reveló que con sólo 10 semanas de entrenamiento se duplicó la fuerza de los participantes. Como resultado, pudieron caminar distancias más largas y subir las escaleras con mayor facilidad que antes del entrenamiento con las pesas.

Los músculos más fuertes no son el único motivo por el cual debe entrenar con pesas. Al perder músculo, quema menos calorías y aumenta el riesgo de tener sobrepeso, lo cual no es bueno para mantener la presión arterial en niveles normales.

No sólo quema calorías al llevar a cabo el proceso de desarrollo de masa muscular magra e inmediatamente después (algunos estudios indican que el metabolismo permanece elevado hasta 48 horas después de levantar pesas), sino también al aumentar el metabolismo basal. El músculo es más activo metabólicamente que la grasa, por lo cual quema más calorías que ésta, incluso cuando se descansa.

> **Punto de presión:** El entrenamiento con pesas no sólo desarrolla los músculos. Los estudios indican que reduce los niveles de colesterol LBD que obstruye las arterias.

Los músculos también fortalecen los huesos, que necesitan de su estímulo para permanecer fuertes y tener mayor densidad. Esto ayuda a evitar la osteoporosis, enfermedad que adelgaza los huesos provocando fracturas (sobre todo a personas mayores) y que suele incapacitar de manera permanente.

Levante su carga

Contrario a los estereotipos que muestran la televisión y el cine, el levantamiento de pesas no tiene que consistir en levantar una enorme barra sobre la cabeza mientras los ojos se le salen de las órbitas. Esa actividad, similar a la de Popeye, elevaría su presión, no la disminuiría. Se sabe que la presión arterial de los levantadores de pesas olímpicos se eleva hasta 480/320. En lugar de cargar el mayor peso, su meta en el levantamiento de pesas es levantar las cargas más ligeras a intervalos. Piense en la resistencia y no en el volumen.

La mayoría de los gimnasios y clubes deportivos ofrecen una "red" de aparatos especiales para entrenamiento con pesas (llamados aparatos de resistencia de peso) que, a pesar de su gran tamaño y funcionamiento elaborado, son de uso fácil y seguro. Este equipo le permite enfocarse en fortalecer un grupo aislado de músculos a la vez. Para sacar el mayor provecho de dichos aparatos, pídale a un instructor que lo guíe en su uso.

Hogareño. Si usted es del tipo hogareño, puede lograr mucho en la alfombra de la sala con algunas pesas ligeras (a la venta en tiendas de deportes) y un buen instructivo. Empiece con pesas de 1 kg, y poco a poco vaya utilizando unas más pesadas. A esto se le llama resistencia progresiva. Cuando sus músculos se ajusten al peso que levanta, aumente de nuevo la carga, para pasar al siguiente nivel de fuerza. (Vea "Desarrolle los músculos: un programa para principiantes", págs. 124–129.)

Con el tiempo, puede necesitar una barra con pesas y una banca. Asegúrese de seguir las instrucciones del fabricante sobre la colocación y el uso seguro del equipo. Tal vez requiera contratar a un entrenador calificado para que vaya a su casa una o dos veces y le muestre la técnica correcta.

Una solución simple. Puede fortalecer sus músculos sin necesidad de un equipo especial. Un par de latas de sopa llenas de arena pueden reemplazar las pesas. También puede usar su propio peso corporal para aumentar su fuerza. Ejercicios

¡CUIDADO!

El entrenamiento con pesas es adecuado si tiene bajo control su hipertensión. No levante pesas si tiene una presión arterial sistólica de 160 mm Hg, o más alta, o una presión arterial diastólica de 100 mm Hg, o más alta.

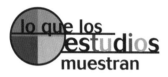

◗ *Las mujeres con hipertensión pierden más materia ósea al envejecer que las que tienen una presión arterial más baja, de acuerdo con un estudio de la Universidad de Pittsburgh. Los investigadores no saben por qué les ocurre esto a las mujeres con presión arterial elevada, pero especulan que quizá esté vinculado con el consumo de sal, la pérdida de calcio en la orina o el nivel de ejercicio de las mujeres.*

simples como planchas, levantamientos, abdominales y alzar las piernas ayudan a desarrollar músculos fuertes.

¿Cuándo notará un cambio?

Su silueta cambiará luego de un mes de entrenamiento con pesas. (Si no, consulte a un profesional para algunas correcciones.) No espere grandes resultados, pues para eso necesitará entre tres y seis meses de ejercicio constante. Algunos músculos se fortalecen antes que otros; en general, los músculos grandes de pecho, espalda y glúteos se desarrollan primero. No se preocupe por desarrollar demasiado sus músculos, ya que se necesitan muchas horas diarias de trabajo para lograrlo.

¡Atención! **Entrenamiento más seguro**

◗ Caliente los músculos y evite lesiones haciendo de 5 a 10 minutos de ejercicio aeróbico suave antes de cada sesión. Cualquier clase de ejercicio aeróbico sirve: camine, salte la cuerda o use la bicicleta fija.

◗ Mantenga un ritmo lento y constante. Empiece con pesas ligeras y levántelas en forma lenta y controlada.

◗ Mantenga una buena forma. Siga las instrucciones para la técnica y las repeticiones que le enseñó el entrenador o las descritas en el libro de ejercicios.

◗ Exhale al levantar una pesa e inhale al bajarla.

◗ Entrene ambos lados del cuerpo de igual forma. Use la misma cantidad de pesas en las manos derecha e izquierda, aunque un lado de su cuerpo parezca tener más fuerza.

◗ Descanse los músculos. No ejercite los mismos grupos de músculos dos días seguidos.

◗ Para evitar rigidez y lesión, asegúrese de estirar los músculos al terminar la sesión de entrenamiento.

Desarrolle los músculos: un programa para principiantes

Éste es un programa simple de 14 ejercicios de entrenamiento con pesas para que empiece. Repita de 10 a 12 veces cada ejercicio, a menos que se le indique lo contrario.

Parte baja del cuerpo

Aducción

1 Recuéstese sobre el lado derecho, con la pierna izquierda en ángulo al frente y el lado interior del pie izquierdo apoyado en el piso. Extienda la pierna derecha, sin doblar la rodilla.

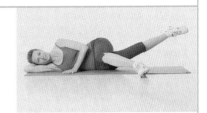

2 Levante la pierna derecha lo más alto que pueda. Manténgala así un segundo y bájela con lentitud a 2.5 cm del piso. Manténgala así y luego repita. La parte inferior de la pierna no debe tocar el piso hasta el final del ejercicio.

3 Después de cada ejercicio, cambie de lado.

Para ejercitarse más, añada pesas de tobillo a la pierna que levanta. Si tiene problemas en las rodillas, colóquese las pesas arriba de la rodilla.

Abducción

1 Recuéstese sobre el lado derecho, con la rodilla y la cadera derechas dobladas en ángulo de 45 grados. Mantenga la pierna izquierda casi recta y el torso recto para evitar tensión en la parte baja de la espalda.

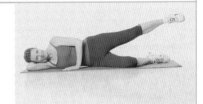

2 Eleve la pierna izquierda lo más que pueda. Manténgala así un segundo y bájela lentamente, hasta casi tocar la pierna derecha. La pierna izquierda no debe tocar la derecha hasta el final del ejercicio.

3 Después de cada ejercicio, cambie de lado.

Sentadillas

1 Párese de espaldas a una silla, con los pies separados al ancho de la cintura. Mantenga el cuerpo erguido y la barbilla levantada un poco durante este ejercicio.

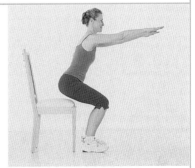

2 Baje despacio las caderas hacia la silla, como si fuera a sentarse. Antes de que el cuerpo toque la silla, vuelva a la posición de pie. Mantenga recta la espalda, las rodillas detrás de los dedos de los pies, el peso centrado en la parte media del pie y los talones (no sobre los dedos), y el pie plano sobre el piso.

Flexiones

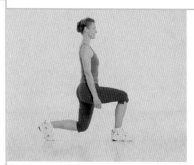

1. Coloque los pies separados al ancho de las caderas o más juntos. Levante la barbilla un poco durante este ejercicio.

2. Dé un paso largo hacia adelante con la pierna derecha; coloque el pie firme sobre el piso con los dedos apuntando hacia adelante o un poco hacia adentro. Alinee la rodilla derecha sobre el pie derecho. Mantenga recta la espalda y la rodilla, detrás de los dedos del pie que está adelante.

3. Doble la rodilla izquierda hasta que esté de 2.5 a 5 cm del suelo. Para levantarse, presione con firmeza el pie derecho contra el piso, mientras extiende la rodilla derecha.

4. Vuelva a la posición inicial y repita el ejercicio con la pierna izquierda hacia adelante.

Parte superior del cuerpo

Tensión del pecho

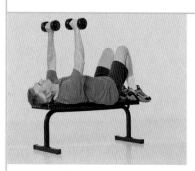

1. Recuéstese boca arriba en una banca con los pies sobre ésta y las rodillas dobladas, para dar apoyo a la espalda baja. Sostenga un par de pesas en el pecho, con las palmas en dirección a las rodillas.

2. Exhale al levantar las pesas hacia arriba, manteniéndolas juntas, pero sin tocarse; extienda los codos casi totalmente.

3. Inhale al bajar con lentitud las pesas e invierta el movimiento. Baje los codos abajo del nivel del torso.

Pesa con un brazo

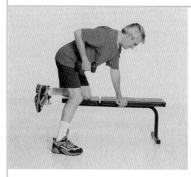

1. Apoye la rodilla y la mano izquierdas en el borde de una banca, silla o sofá firmes. Doble la rodilla derecha un poco, para distribuir en forma pareja su peso sobre ambas piernas. Sostenga una pesa con la mano derecha y extienda el brazo recto junto a su costado. Mantenga el brazo que trabaja cerca del cuerpo, la espalda recta y los hombros nivelados.

2. Exhale al subir la pesa hacia la cintura; deténgase cuando casi toque su torso.

3. Inhale al bajarla lentamente hasta la posición original. Cambie de lado al final de cada ejercicio.

Levantamiento hacia atrás

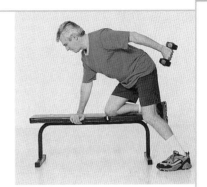

1. Apoye la rodilla y la mano derechas en una banca; estire la pierna izquierda hacia atrás, con el pie izquierdo apoyado plano en el piso. Tome una pesa con la mano izquierda, con el codo al costado y el brazo en ángulo de 45 grados.

2. Exhale al estirar casi totalmente el brazo izquierdo. Mantenga el codo al costado y mueva sólo el antebrazo.

3. Haga una pausa; inhale al bajar el brazo a la posición original en ángulo de 45 grados. Después de cada ejercicio, cambie de lado y trabaje el otro brazo.

Ejercite los bíceps sentado

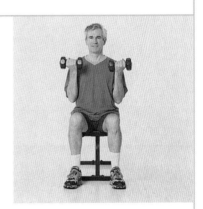

1. Siéntese y tome un par de pesas; mantenga los brazos doblados en los costados, con las palmas hacia arriba.

2. Exhale al levantar las pesas hacia los hombros, con los codos pegados a los costados, para que sólo se muevan los antebrazos. Asegúrese de tensar los músculos abdominales para apoyo.

3. Inhale al bajar los brazos y las pesas con lentitud hasta la posición original.

Levantamiento lateral de pie

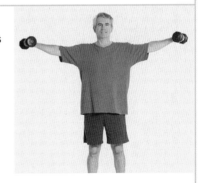

1. Puede hacer este ejercicio sentado o de pie. Tome un par de pesas y extienda los brazos a los costados, con los codos un poco doblados. Tense los músculos abdominales para apoyo durante este ejercicio.

2. Exhale al levantar los brazos hacia afuera, hasta que estén paralelos al piso. Las muñecas, los codos y los hombros deben estar en línea recta. No doble los codos.

3. Inhale al bajar los brazos y las pesas, hasta casi tocarse los costados.

Sección media

Los músculos fuertes del torso estabilizan el cuerpo y le permiten sentarse o barrer el jardín sin desplomarse (los brazos se mueven mientras el tronco hace palanca). Los músculos fuertes del abdomen y la espalda ayudan a prevenir torceduras en la espalda, a mover los palos de golf y a nadar.

Ejercicio sobre la espalda

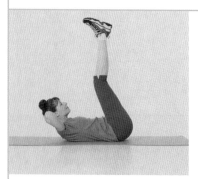

1 Recuéstese boca arriba sobre un colchón o una alfombra con las rodillas dobladas. Levante una pierna a la vez y estire cada pierna, con las plantas de los pies apuntando hacia el techo. Levante un poco la cabeza del piso y coloque las palmas detrás de la cabeza para dar apoyo al cuello.

2 Al exhalar, contraiga los músculos abdominales para mover las piernas hacia atrás, unos 30 grados hacia la cabeza. Asegúrese de usar los músculos abdominales, no los de las piernas, al hacer este movimiento.

3 Inhale al relajar los músculos abdominales para regresar las piernas a la posición original.

4 Haga dos series de 15 repeticiones.

Doblamiento oblicuo

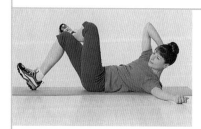

1 Recuéstese boca arriba sobre un colchón o una alfombra con las rodillas dobladas. Ponga el tobillo izquierdo sobre la rodilla derecha y la mano izquierda con la palma hacia arriba, sobre el piso, perpendicular al cuerpo. Ponga la palma derecha detrás de la cabeza para proporcionar apoyo al cuello.

2 Exhale al levantar la parte superior del cuerpo; mueva el hombro derecho hacia la rodilla izquierda.

3 Haga una pausa breve; inhale al bajar con lentitud la parte superior del cuerpo hacia el colchón. La mano derecha no debe tirar de la cabeza hacia adelante. Cambie de lado.

4 Haga dos series de 15 repeticiones cada una.

Abdominales sobre la espalda

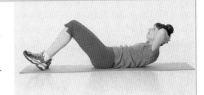

1. Recuéstese boca arriba sobre un colchón o una alfombra con las rodillas dobladas y los pies sobre el piso, con los dedos hacia arriba para proporcionar apoyo a la espalda. Ponga las manos bajo la cabeza, con los dedos índices y los pulgares tocándose. Durante el ejercicio, la espalda baja debe estar en contacto con el piso; evite siempre rebotes o tirones.

2. Al exhalar, doble el tórax hacia los muslos 30 grados. Haga una pausa breve; inhale al bajar el cuerpo con lentitud.

3. Haga dos series con 15 repeticiones cada una.

Consejo del experto

Siempre ejercite primero los músculos más grandes. Si trabaja primero los músculos chicos, estarán demasiado cansados para apoyar a los músculos más grandes cuando los ejercite. Use esta estrategia y haga los ejercicios abdominales en este orden: ejercicio sobre la espalda, doblamiento oblicuo, abdominales sobre la espalda.

Extensión inferior

1. Recuéstese boca abajo sobre un colchón con los brazos apoyados cómodamente en los costados.

2. Al exhalar, mantenga la parte superior del cuerpo en contacto con el colchón y levante con suavidad las piernas, lo más alto que pueda. Inhale al bajar las piernas hacia el piso.

3. Empiece con una meta de una serie de 10 a 15 repeticiones.

Extensión superior

1. Recuéstese boca abajo sobre un colchón con los brazos apoyados en los costados.

2. Exhale al levantar del suelo, con suavidad y lentitud, la parte superior del cuerpo, lo más alto posible.

3. Inhale al bajar el cuerpo hacia el piso. Permita que el pecho golpee el piso momentáneamente entre cada repetición.

4. Empiece con una meta de una serie de 10 a 15 repeticiones.

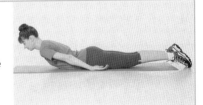

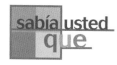

▶ *En 1998, el Colegio Americano de Medicina Deportiva amplió las metas tradicionales de ejercicio (desarrollo de la buena condición física aeróbica y la fortaleza muscular), para incluir una tercera meta importantísima: la flexibilidad. Se hizo énfasis en la necesidad de añadir el estiramiento al programa habitual de ejercicio, con base en la "prueba creciente de sus beneficios múltiples".*

Beneficios de la flexibilidad

La flexibilidad del adulto promedio disminuye 5% por década. Esto no es nada bueno. La flexibilidad no sólo previene que los músculos y las articulaciones se pongan rígidos (un problema real al envejecer), sino que disminuye el riesgo de lesión durante los ejercicios aeróbicos y el entrenamiento con pesas.

Más aún, los ejercicios de flexibilidad liberan la tensión relacionada con el estrés, lo que ayuda a bajar la presión arterial. El estiramiento es un contrapunto necesario para el entrenamiento en fuerza muscular, que hace que los músculos tiendan a acortarse, lo cual los vuelve menos flexibles. El estiramiento habitual alarga esos músculos, reduce el dolor y el riesgo de lesión y les proporciona un mayor campo de movimiento. También mejora la coordinación y el desempeño en el ejercicio, acorta el tiempo de recuperación entre ejercicios y libera los músculos del ácido láctico y otros productos de desecho que se forman en los músculos al ejercitarlos.

La idea detrás del estiramiento es simple: al estirar un músculo un poco más allá de su largo normal, gradualmente se adapta al mayor largo y aumenta la esfera de movimiento de una articulación. Haga al menos 15 minutos de estiramiento durante y después de un ejercicio, cuando los músculos estén calientes. No se flexione antes de poner en movimiento los músculos; al estirar los músculos tensos y fríos puede sufrir una lesión. Una alberca tibia es un sitio ideal para el estiramiento: las extremidades tienen apoyo y la tibieza del agua pone flexibles los músculos.

Estiramiento y fortalecimiento. Los beneficios del estiramiento van más allá de la prevención de lesiones musculares, pues esta actividad desarrolla fortaleza adicional. Un nuevo estudio indica que los que entrenan con pesas y se estiran luego de cada ejercicio estuvieron 20% más fuertes en 10 semanas que los que no hicieron estiramientos entre ejercicios. "El estiramiento permite que los músculos sean más receptivos a su fortalecimiento, quizá porque al contraer los músculos con las pesas y luego estirarlos con ejercicios de estiramiento maximiza su potencial", dice el doctor Wayne Westcott, director del YMCA en Massachusetts y conductor del estudio.

> **Punto de presión:** Los días que no se ejercite, haga sus estiramientos por la noche, antes de irse a la cama. Esto no sólo relaja los músculos, sino que tranquiliza la mente y ayuda a dormir.

Un punto importante del estiramiento es que no necesita ropa o equipo especiales ni un espacio en su agenda social para hacerlo. Puede realizarlo en el trabajo, en el auto o mientras ve televisión. Es una tarea menos estresante que prepararse para salir a caminar o levantar pesas en un gimnasio. Los partidarios del estiramiento sugieren que uno se beneficia más que los músculos si se estira con regularidad. Esto disipa la tensión y el estrés (que elevan la presión arterial), y ayuda a alinear el cuerpo, lo cual alivia las zonas de compresión que impiden las tareas de los órganos del cuerpo.

¡CUIDADO!

Evite el estiramiento con "rebote" (estiramientos breves y enérgicos repetidos). Causan daño y aumentan la rigidez.

Los ejercicios de estiramiento se presentan en muchas formas, pero los derivados del hatha yoga están entre los más efectivos. Puede empezar con una clase de yoga o seguir un video o un libro de yoga. Puede también probar el programa sencillo de estiramiento de las siguientes tres páginas.

¡Atención! Estiramiento más seguro

○ Nunca debe estirar un músculo frío; siempre hay que calentarlo primero. Haga el estiramiento al final de su rutina de ejercicio o caliente los músculos con una caminata lenta, o bien, use la caminadora 5 o 10 minutos; luego estírese.

○ Haga un estiramiento hasta el punto en que empiece a sentir una incomodidad ligera, nunca más allá, y mantenga esa posición "máxima" de 10 a 30 segundos.

○ No contenga la respiración al estirarse. Los músculos necesitan oxígeno. Exhale al tratar de estirarse más.

○ La forma es todo. No haga trampa contorsionando el cuerpo o usando otras articulaciones para compensar la falta de flexibilidad.

○ Deténgase si siente dolor. El dolor indica que está dañando los tejidos. Debe sentir estiramiento, no dolor.

Flexibilidad: un programa de estiramiento para principiantes

Estos estiramientos son más efectivos si los combina con los ejercicios de fuerza muscular de las páginas anteriores. Al extender totalmente un músculo, mantenga el estiramiento unos segundos (nunca en exceso). Haga estiramientos sólo luego del calentamiento, para no dañar músculos ni tendones.

Parte inferior del cuerpo

Estos estiramientos son importantes si pasa mucho tiempo sentado. Haga cada estiramiento cuatro veces o más.

Estiramiento del cuadríceps

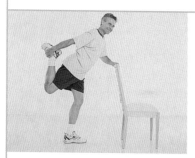

1 Con la mano izquierda en el respaldo de una silla, doble la rodilla derecha y tómese el tobillo con la mano derecha.

2 Tire un poco para un estiramiento fuerte en la parte delantera del muslo. Mantenga la postura cuatro segundos.

3 Repita el ejercicio con la otra pierna.

Levantamiento sobre la rodilla

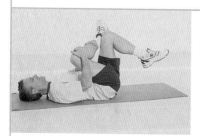

1 Recuéstese sobre la espalda con las rodillas dobladas, los pies planos en el piso y los brazos en los costados. Coloque el tobillo derecho junto a la rodilla izquierda.

2 Exhale al mover la pierna izquierda hacia el pecho, junto con el tobillo. Si es necesario, use los brazos para apoyo. Mantenga el estiramiento entre dos y cuatro segundos.

3 Repita el ejercicio con la otra pierna.

Estiramiento con la pierna recta

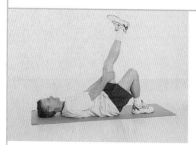

1 Recostado sobre la espalda, doble las rodillas con los pies en el piso. Alce la pierna izquierda, hasta que esté casi en posición recta.

2 Con las manos detrás del muslo, exhale y tire de la pierna hacia el pecho, hasta sentir que se estira el tendón de la corva. Mantenga la postura cuatro segundos.

3 Repita el ejercicio con la otra pierna.

Parte superior del cuerpo

Estiramiento detrás de la espalda

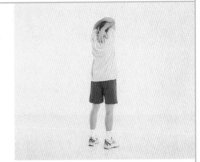

1. De pie o sentado, doble el codo derecho, tómeselo con la mano izquierda y mueva la mano derecha hacia el omóplato izquierdo.

2. Tire del codo derecho hasta sentir un estiramiento en la parte posterior del brazo. Hay muy poco campo de movimiento con este ejercicio. Luego de dos o tres repeticiones, haga el ejercicio con el otro brazo.

Extensión con el brazo recto

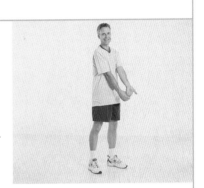

1. De pie, estire totalmente el brazo izquierdo, con la palma hacia adelante. Tómesela con la mano derecha.

2. Exhale al oprimir con suavidad la palma, mientras dobla hacia atrás la muñeca hasta sentir un estiramiento en la parte interior del codo izquierdo. Mantenga la postura y suéltela. Hay muy poco campo de movimiento con este ejercicio. Repítalo dos o tres veces y hágalo con el otro brazo.

Estiramiento con la mano en la pared

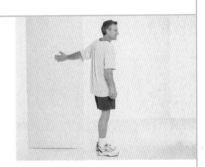

1. Estire el brazo izquierdo detrás de usted, con la palma contra la pared y el codo ligeramente doblado.

2. Exhale al volverse con lentitud hacia la derecha; mantenga el codo doblado hasta sentir un estiramiento en el hombro izquierdo y en el pecho. Mantenga la postura y relájese. Repita el ejercicio varias veces y luego use el otro brazo.

Estiramiento con el brazo extendido

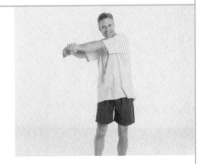

1. De pie o sentado, extienda los brazos hacia el frente. Tómese la muñeca izquierda con la mano derecha.

2. Jálese el brazo izquierdo a la derecha, por delante del pecho. Mantenga la postura y relájese. Hágalo también con el brazo derecho.

Parte central del cuerpo

Abrácese las rodillas

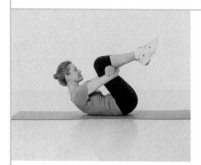

1 Acuéstese y doble las rodillas; apoye los pies en el piso.

2 Exhale al usar los músculos abdominales y las caderas para llevar las rodillas hacia el pecho. Coloque los brazos detrás de las rodillas con las palmas sobre los codos. Use los brazos para jalarse las rodillas más cerca del pecho.

3 Mantenga la postura dos o tres segundos, relaje las piernas y baje con lentitud los pies al piso. Repita.

Levantamientos

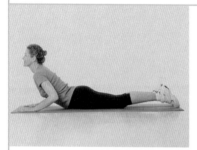

1 Recuéstese boca abajo en el piso con las manos cerca de los hombros y las palmas contra el piso.

2 Exhale al estirar los brazos para levantar la parte superior del cuerpo; mantenga los codos doblados, cerca de los costados, y las caderas relajadas en el piso.

3 Deténgase cuando empiece a sentir un estiramiento en la espalda baja o en la cintura. Mantenga la postura dos segundos antes de volver a la posición original. Repita.

Giro lateral

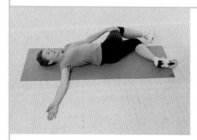

1 Recuéstese sobre la espalda con los brazos en los costados, las rodillas dobladas y los pies planos sobre el piso.

2 Exhale al bajar las piernas hacia la izquierda, con las rodillas juntas y dobladas. Con la mano izquierda, oprímase la pierna derecha hasta sentir un estiramiento fuerte en el costado derecho. Repita de dos a cuatro veces; cambie de lado.

Espalda de gato

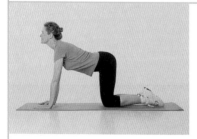

1 Apoyado en manos y rodillas, mantenga la espalda plana.

2 Exhale al doblar la espalda hacia arriba y baje la cabeza hasta verse el abdomen. Mantenga la postura un momento.

3 Inhale al bajar la espalda con lentitud hasta arquearla lo más posible, con la cabeza levantada para mirar hacia el techo. Repita.

Enfréntese a la verdad

Ahora que conoce la fórmula de la actividad para reducir la presión arterial necesita formularse una pregunta: ¿cuánto ejercicio necesito hacer? Sea honesto. Dirigirse al refrigerador durante un comercial en la televisión no es una actividad aeróbica, a no ser que tenga una casa muy grande.

Los estudios indican que casi todas las personas exageran la actividad física que en realidad hacen en su vida cotidiana. Nos gusta pensar que somos muy activos, pero en realidad, la mayoría somos sedentarios. Pocos tenemos trabajos que requieran actividad física vigorosa; no muchos nos ponemos de pie y flexionamos los músculos durante un descanso. Pasamos mucho tiempo sentados ante el escritorio, detrás del volante del automóvil o frente al televisor y la computadora. Al enfrentar la opción entre utilizar algunos músculos flácidos o dejarlos en reposo (como subir las escaleras en lugar de usar el ascensor), casi nunca elegimos la primera opción… ¿Cuándo fue la última vez que usó las escaleras en un edificio con ascensor?

¡Atención! Pregúntele al médico

Muchas personas pueden valorar su actividad física sin ir al médico. Si toma medicamento para la hipertensión, tiene una enfermedad cardíaca, sufrió un ataque cardíaco o apoplejía o tiene otra enfermedad importante, debe consultar al médico antes de iniciar o incrementar un programa de ejercicio.

Dé un paso pequeño

Usted reconoce que es sedentario cuando se trata de mover los músculos. También reconoce que el ejercicio habitual no sólo lo ayudaría a reducir la presión arterial, sino que igualmente mejoraría otros aspectos de su salud física y emocional. Entonces, ¿cómo puede incluir un programa de ejercicio (que contenga ejercicios aeróbicos, de flexibilidad y entrenamiento con pesas) en su vida con tantas ocupaciones?

No sienta pánico ni se dé por vencido. Sí puede desarrollar un programa de ejercicio personalizado que dé resultado.

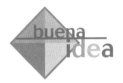

buena idea

▶ *Para una valoración realista sobre cuánta actividad física hace en realidad, use un podómetro (aparato que registra las distancias caminadas) durante algunos días. Quizá le sorprenda lo que descubra. Una enfermera que estaba segura de caminar 8 o 10 km cada día en su trabajo, utilizó un podómetro como experimento. Pronto descubrió sorprendida que sólo caminaba 2 km al día.*

Programación del ejercicio

Si un programa de ejercicio completo le parece intimidante, introduzca en su vida estos "pasos pequeños" de actividad creciente.

- Juegue pelota con sus hijos o sus nietos.

- Cancele la entrega a domicilio del periódico y camine hasta el sitio de venta cada mañana para comprarlo.

- Dé un paseo extra a su perro cada día o cambie la ruta y vaya por un terreno con pendientes.

- Quítele el polvo a su bicicleta y recorra en ella el vecindario un fin de semana.

- Dé dos vueltas adionales en el centro comercial cuando vaya de compras.

- Elija el sitio más alejado para estacionarse y permita que sus piernas caminen.

- Camine unas cuantas calles en vez de tomar el autobús.

- Barra las hojas del jardín.

- Estire y fortalezca los músculos de tobillos y parte baja de las piernas mientras ve la tele. Primero flexione y estire los pies en forma alternativa. Luego haga círculos en el aire con los pies y gire los tobillos hacia un lado y luego el otro.

> **Ejercicios aeróbicos.** Necesita encontrar entre tres y cinco lapsos de 30 minutos a la semana, de preferencia en días alternos, para hacer ejercicios aeróbicos. Recuerde reservar un tiempo para el calentamiento y el enfriamiento, además de los 30 minutos.

> **Entrenamiento con pesas.** Dedique de 15 a 30 minutos al entrenamiento con pesas, dos veces a la semana, en días no consecutivos. Es mejor que programe el entrenamiento con pesas los días que no hace ejercicios aeróbicos. Asegúrese de dedicar tiempo para el calentamiento y el enfriamiento.

> **Ejercicios de flexibilidad.** Fíjese como meta unos 15 minutos diarios de estiramiento. Puede incluirlos como parte del periodo de enfriamiento después del ejercicio, o dedicar 15 minutos durante el día para flexionar los músculos, ya sea en un periodo único (antes de irse a la cama es mejor) o en una serie de "miniestiramientos" durante el día.

Anote sus compromisos en la siguiente gráfica:

Día	Ejercicios aeróbicos	Pesas	Flexibilidad
Lunes	Hora:	Hora:	Hora:
Martes	Hora:	Hora:	Hora:
Miércoles	Hora:	Hora:	Hora:
Jueves	Hora:	Hora:	Hora:
Viernes	Hora:	Hora:	Hora:
Sábado	Hora:	Hora:	Hora:
Domingo	Hora:	Hora:	Hora:

Considere estos compromisos como citas importantes, que no cancelaría excepto en circunstancias excepcionales. Si programó una caminata de 30 minutos por la mañana, que nadie lo convenza de ir a desayunar en lugar de caminar. Si programó media hora luego del trabajo para entrenamiento con pesas, que no lo desvíe una llamada telefónica. La persistencia es la clave para iniciar y mantener un programa exitoso de ejercicio. El ejercicio debe ser una parte integral de su rutina cotidiana, tan automático como cepillarse los dientes o bañarse.

El factor tortuga: lento y constante

Toda una vida de inactividad no es algo que deba abandonar de pronto. Si es un sedentario veterano y tiene 14 kg adicionales o más, no debe apresurarse e intentar correr 2 km o hacer 50 abdominales. El camino más fácil para dejar el ejercicio, sin mencionar las lesiones que podría sufrir, es presionar al cuerpo demasiado y con premura.

Fíjese una meta. Para empezar, decida lo que desea lograr. Escoja metas de salud específicas, razonables y a largo plazo. Si tiene hipertensión, quizá desee fijar una meta de seis meses

Problema—Solución: supere los obstáculos al ejercitarse

Barrera	Solución posible
Carece de motivación o de seguridad. *"No puedo hacer esto."*	• Ejercítese con un amigo o tome parte en una clase o un grupo (como un club para caminar o correr). • Tenga un diario de ejercicio. Anote y celebre su progreso. • Idee formas económicas para recompensarse al alcanzar una de sus metas de ejercicio. ¡Luego, hágalo!
Le falta tiempo. *"Estoy demasiado ocupado hoy." "Se presentó algo más importante."*	• Siéntese al inicio de la semana y haga "citas" de ejercicio consigo mismo. Y tómelas en serio. • Cuénteles a amigos y parientes lo importante que es para usted y su salud el programa de ejercicio. Pida apoyo o invítelos a que se unan a su plan. • Los días que no tenga mucho tiempo disponible para ejercitarse, tenga sesiones pequeñas de actividad de 10 a 15 minutos.
No tiene acceso a instalaciones ni equipo para ejercitarse. *"No tengo los zapatos adecuados." "No puedo costear el gimnasio." "Afuera hace mucho frío."*	• La caminata es un ejercicio aeróbico excelente. Puede hacerlo casi en cualquier parte y sin equipo especial, excepto unos zapatos cómodos. • El entrenamiento con pesas y el estiramiento puede hacerlos en casa, sin equipo especial. • Use videos de ejercicio los días en que el clima no sea adecuado para actividades al aire libre.
Tuvo una experiencia negativa previa al iniciar un programa de ejercicio. *"No me gusta ejercitarme." "No soy bueno en eso."*	• Empiece lento, con ejercicio de baja intensidad, como caminar. • Trate de identificar la fuente de su actitud negativa hacia el ejercicio y trabaje en ello. • Únase a un grupo de apoyo del ejercicio o ejercítese con amigos.
Tiene sobrepeso. *"Estoy muy gordo." "No estoy en forma."*	• Empiece lento con un ejercicio aeróbico poco intenso, como caminar. El ciclismo y los ejercicios aeróbicos en agua son buenos. • Note que el ejercicio se le facilita con el tiempo.
Le preocupa que el ejercicio dañe su salud o lo lesione. *"Estoy tan fuera de forma que si me ejercito tendré un ataque cardíaco o apoplejía." "Tengo mal las rodillas." "Soy muy viejo."*	• Consulte al médico antes de empezar. • Empiece lento, con un ejercicio de baja intensidad, como caminar. • Para evitar lesiones, varíe el tipo de actividades. ¡Resultará más divertido! • Tome clases de ejercicio diseñadas para personas de su edad.
Siente incomodidad o dolor al ejercitarse. *"El ejercicio me lastima." "Siempre me lesiono."*	• Hable con el médico sobre lo que puede causar el dolor. • Ejercítese con menos intensidad. Asegúrese de tomar días libres luego de ejercicios agotadores. • Cambie a ejercicios que tensionen menos las articulaciones (ciclismo, natación, ejercicios aeróbicos en agua).

para disminuir la presión arterial sistólica 4 mm Hg y la presión diastólica 2 mm Hg. Tal vez también desee perder 5 kg en el transcurso de ese periodo.

Cuando conozca sus metas a largo plazo, fíjese metas de ejercicio específicas. Empiece con lentitud. Recuerde que no perdió la línea de la noche a la mañana y no debe esperar estar en forma de un día a otro. Si su meta es correr 30 minutos tres veces a la semana, dedique varias semanas a caminar, antes de pensar en acelerar el paso. Cuando camine con rapidez y tranquilidad 30 minutos, sólo entonces debe introducir la carrera en su programa de ejercicio. Corra un minuto, cada cinco minutos, mientras camina. Aumente en forma gradual el tiempo que corre y disminuya el tiempo que camina. (Asegúrese de empezar con calentamiento y estiramientos.)

> ➤ **Punto de presión:** El ejercicio disminuye más la presión arterial durante las cinco primeras horas después de ejercitarse.

Un poco de dolor y de ganancia. Espere sentir rigidez y dolor al principio. ¡Les pidió a sus músculos que se movieran como no lo habían hecho en años! Con el tiempo, los ejercicios se le facilitarán y empezará a notar que está más fuerte, lleno de energía y quizá más delgado. Empezará a lograr algunas de sus metas de salud y entonces querrá fijarse nuevos objetivos. La buena salud y la presión arterial más baja requieren un compromiso para toda la vida.

No hay excusa para no ejercitarse

Todos tenemos excusas favoritas para no hacer ejercicio. Quizá reconozca una (o todas) de las siguientes excusas: "Estoy muy ocupado", "No tengo el equipo adecuado", "Estoy muy gordo."

Es importante reconocer las excusas y otras barreras que es probable que se interpongan en su camino cuando trata de empezar un programa de ejercicio y de apegarse a él. Tan pronto como encuentre alguna de estas barreras (todos las encontramos de vez en cuando), medite un momento, evalúe la situación y busque una solución creativa. La tabla de la página opuesta ofrece soluciones a sus excusas más creativas.

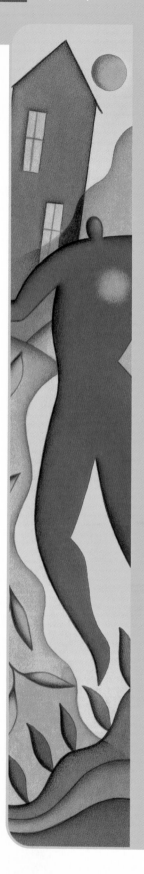

Cómo evitar la hipertensión

El ejercicio no es lo que prefiere Carolina Juárez. "No me entusiasma mucho, pero evita que tome pastillas durante toda la vida", comenta Carolina, de 70 años.

Carolina se refiere a las pastillas para la hipertensión arterial. Hace tres años notó una sensación de "ansiedad y pesadez, como si tuviera un peso encima", explica ella. La sensación estaba vinculada con su presión arterial, de 156/74 mm Hg.

Como la hipertensión sólo se presentaba incidentalmente, el médico intentó controlarla sin medicamento. "No me gusta tomar pastillas."

Tampoco le gusta hacer ejercicio. El médico le recomendó cambios en la dieta y hacer ejercicio. Ella podía soportar ingerir menos sal, pero un programa de más ejercicio era otra historia. Aunque sus hijas siempre hacían ejercicio, Carolina creció en una época en que poca gente salía a correr y quizá tenía demasiado tiempo libre. "Era una generación diferente", explica ella. "La gente trabajaba más físicamente y no sentía la necesidad de ha-cer ejercicio. Las mujeres, en especial, no hacían muchas acti-vidades al aire libre."

Carolina empezó a caminar y a utilizar una caminadora que había comprado mucho tiempo antes de que le diagnosticaran hipertensión. "La compré para perder peso, pero la usaba en forma esporádica", admite. Con el diagnóstico, "en realidad tuve que usarla. El médico me recor-dó que ya era hora de tomar en serio esto".

Así lo hizo y caminó 20 minu-tos al día cinco días a la sema-na. "Cuando yo hago ejerci-cio tengo más energía y siento que tengo todo bajo control", dice Carolina. "No tengo esa sensación de ansiedad y pesadez que sentía con la hipertensión arterial."

Aunque su presión arterial varía, en general permanece alrededor de 130/70, lo que es bastante bueno para permane-cer sin medicamento. Carolina continúa con sus caminatas y practica tai chi dos veces a la semana. Quizá el ejercicio sea una pastilla amarga, pero al menos no es una pastilla real. Ella agradece el poder hacer algo por su presión arterial.

> "El ejercicio evita que tome pastillas durante toda la vida."

Para que el ejercicio dé resultado

Sólo usted sabe lo que puede animar su motivación y hacer que el ejercicio le dé resultado. Éstos son algunos consejos finales de los expertos para estar y permanecer en forma:

Fije metas. Establezca sus propósitos de salud a largo plazo (como disminuir la presión arterial o perder peso) y metas de ejercicio a corto plazo (como andar en bicicleta 16 km o nadar 800 m). Lo último lo ayudará a alcanzar lo primero.

Sea realista. Si es una persona con huesos grandes y viene de una familia con un historial de obesidad, no es probable que el ejercicio lo convierta en una persona tan esbelta como las estrellas de la televisión. Recuerde que incluso una pérdida de peso de 10% disminuye en forma significativa su presión arterial, y el riesgo de afección cardíaca y otras enfermedades.

Comprométase. Es importante para usted y su familia que reduzca los niveles de la presión arterial y que esté lo más sano posible. Su vida depende de ello. Dedique tiempo al ejercicio. Anote sus sesiones de ejercicio semanales en la agenda y considérelas citas obligatorias, no opcionales.

Hágalo con música. Tome clases de swing, flamenco o de baile popular o tropical. Esto representa un gran ejercicio y es muy divertido. O escuche música mientras se ejercita. Los estudios indican que un ritmo musical hace que se esfuerce más.

Vista lo adecuado. Asegúrese de tener a mano ropa y equipo para el ejercicio. Así puede aprovechar "tiempo libre" no planeado para caminar, andar en bicicleta u otra actividad.

Escuche a su cuerpo. Ignore el viejo dicho "Sin dolor no hay ganancia". Un ejercicio agotador puede "agotar" sus músculos, pero no debe causarle dolor. Deje de ejercitarse en el momento en que sienta cualquier tipo de dolor agudo. Descanse y enfríe y eleve la zona lesionada; visite al médico si persiste el dolor más de uno o dos días.

Recompénsese. Cuando logre una de sus metas a corto o largo plazo, ¡celébrelo! Agasájese con un masaje o un manicure profesional. Compre el disco compacto que deseaba. Pero, por favor, ¡no se recompense con una leche malteada o con uno de sus pasteles de chocolate favoritos!

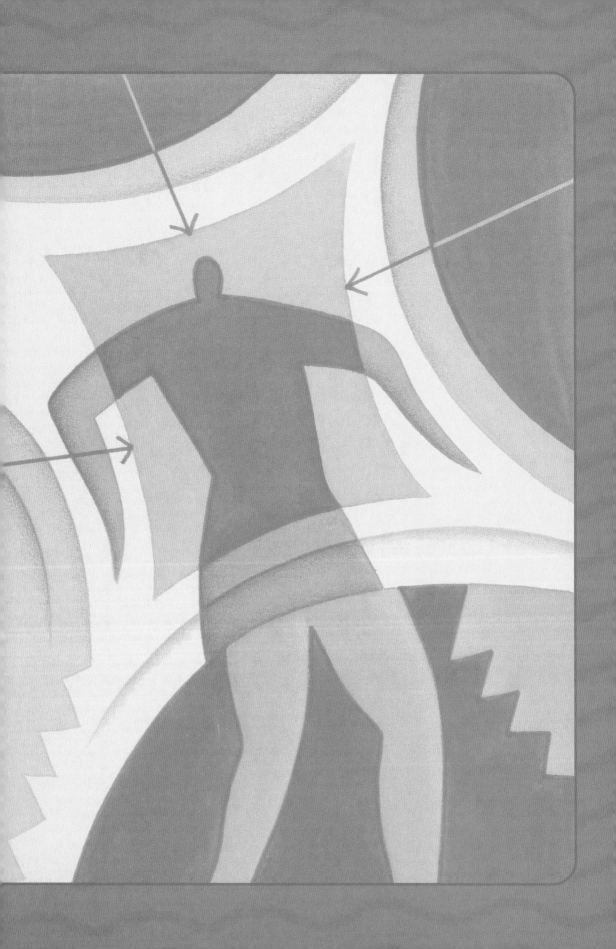

5 Calma: domine el estrés

El estrés puede ser o no un factor de la hipertensión. Los científicos no lo saben con certeza, pero algo sí es seguro: disminuir el estrés cotidiano y la tensión lo ayudará a apegarse a los cambios de vida que son de vital importancia para disminuir su presión arterial.

¡Sólo relájese! El control del estrés mejora el perfil de su salud general y además le proporciona el estado mental que lo ayuda a disminuir los niveles de su presión arterial.

Ocupado, ocupado, ocupado

Si usted es como la mayoría, el estrés no es un extraño. Quizá todos los días haga un recorrido frustrante para ir al trabajo y volver de él. Tal vez tenga una carga de trabajo que cada año se hace más pesada y un jefe que piense que no lo es tanto.

No puede olvidarse de su trabajo en casa: lavar la ropa, ir de compras, limpiar, cocinar, cuidar el jardín, hacer reparaciones, pagar cuentas y otras tareas que debe hacer día tras día, semana tras semana. También están sus hijos, cuyos absorbentes programas que incluyen prácticas deportivas, clases de baile, tareas vespertinas, actividades voluntarias y más labores, rivalizarían con los de cualquier alto ejecutivo.

Si sus hijos ya son mayores, quizá haya otras personas (como unos padres ancianos) que dependan de usted económica y emocionalmente. Quizá tenga hijos adultos con vidas complicadas que regresaron a vivir con usted (junto con sus hijos).

Agregue a esas implacables demandas algunas circunstancias estresantes de la vida que quizá ha experimentado a través de los años (divorcio, discapacidad, cambio de domicilio, cambio de trabajo o incluso una enfermedad crónica o muerte en la familia). No es de extrañarse, pues, que su presión arterial esté en constante ascenso. ¿A quién no se le elevaría?

El estrés y la hipertensión: ¿sí o no?

Es verdad que el estrés puede elevar la presión arterial en un plazo corto. Los estudios indican que toda clase de actividades, desde discutir con un compañero de trabajo hasta cocinar, puede aumentar temporalmente la presión arterial. Piense en la hipertensión de bata blanca mencionada en el Capítulo 2: el solo hecho de sentarse en el consultorio del médico es suficiente para elevar la presión arterial. ¿El estrés puede ser causa de una hipertensión constante? Quizá no. Contrario al pensamiento popular, los científicos no han podido demostrar ningún tipo de vínculo entre el estrés crónico y la hipertensión.

> **Punto de presión:** Debe tener cuidado si experimenta estrés con regularidad, pues éste eleva la presión arterial y puede dañar, después de un tiempo, el corazón, los ojos, las arterias, el cerebro y los riñones, tal como lo hace la hipertensión constante.

Si tiene hipertensión (o si desea evitarla), es esencial que aprenda a controlar el estrés. Mientras más calmado y feliz se sienta, mayores probabilidades tiene de hacer cambios en su estilo de vida, tales como comer bien y hacer más ejercicio, que pueden ayudarlo mucho a disminuir la presión arterial.

Medítelo: cuando está muy estresado, ¿está usted como para saborear una barra de dulce de una máquina automática o comerse una bolsa de frituras con mucha sal y grasa? Cuando tiene varias preocupaciones o tiene prisa por llegar a una junta y llevar a sus hijos a las clases de música, ¿cuáles son las probabilidades de que se tome un tiempo cada día para hacer ejercicio? ¿Cerca de cero?

Todos nosotros, pero en especial los hipertensos, necesitamos c - a - l - m - a - r - n - o - s y quitarle presión a nuestras vidas. En este capítulo, usted aprenderá no sólo cuáles son los rasgos de personalidad que quizá lo hagan más susceptible al estrés, sino también cómo la carga de estrés tiene más que ver con la manera en como usted lo procesa que con los factores de estrés externos.

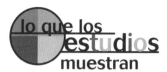

lo que los estudios muestran

▶ *Al disminuir el nivel de colesterol, puede tener un mejor control de la presión arterial en momentos de estrés. Eso es lo que descubrieron los investigadores de la Universidad de Rochester. El nivel alto de colesterol dificulta más que los vasos sanguíneos permanezcan relajados. Mientras más contraídos o rígidos estén los vasos sanguíneos, mayor es la probabilidad de que se eleve la presión arterial.*

El cambio es difícil

El estrés es el resultado del cambio, ya sea bueno o malo. Obtener al fin la promoción tan anhelada en el trabajo podría ser un buen cambio en su vida, pero un cambio que podría producirle estrés. Cualquier cosa que lo saque de su rutina cotidiana y le cause un estado de tensión emocional o física se llama estrés.

¿Un retroceso emocional?

¿La hipertensión arterial podría ser el resultado de emociones reprimidas en la infancia? Ésa es la teoría controversial del doctor Samuel Mann, internista de un hospital de Nueva York. El doctor Mann cree que el trauma emocional reprimido de los primeros sucesos de la vida puede explicar una tercera parte de los casos de hipertensión arterial primaria en adultos (el tipo más común de hipertensión, cuyas causas son desconocidas).

Saque sus recuerdos. Muchas personas con emociones reprimidas son muy resistentes y parecen emocionalmente fuertes en apariencia, opina Samuel Mann. Pero los recuerdos guardados necesitan ser expresados, por lo que muchas veces afloran de manera nociva (como elevar la presión arterial fuera de control). Mann recomienda la psicoterapia a muchos de sus pacientes hipertensos, pues asegura que los ayuda a reducir la hipertensión.

Sin embargo, no se apresure a visitar a un psicoanalista. Hasta ahora, la prueba del doctor Mann es sólo anecdótica y, por eso, muchos expertos en hipertensión aún no están convencidos de esta teoría tan polémica. Es necesario llevar a cabo estudios rigurosos para determinar con seguridad científica que las emociones ocultas pueden causar hipertensión.

La mayoría, empero, sólo pensamos en el estrés que causa opresión y hace apretar los dientes. La palabra en sí conjura imágenes instantáneas de los problemas cotidianos de la vida (perder las llaves, embotellamientos, fechas límite en el trabajo, reuniones sin fin, preocupaciones económicas, etc.). Algunos factores negativos del estrés son externos o no tenemos control sobre ellos. Así, usted no puede controlar que una línea aérea retrase un vuelo. Muchos factores de estrés son internos o autogenerados, por lo que puede dominar su reacción si su jefe critica su trabajo o si el lavabo de su casa se tapa. (En este capítulo hay información acerca de cómo controlar sus reacciones.)

Cuando el estrés recae en la salud

El cuerpo está ciego ante el tipo de estrés que experimenta: no puede diferenciar entre los factores estresantes buenos y los malos. Ambos son percibidos como una amenaza y desencadenan la misma respuesta fisiológica.

Es automático. Cuando ve o presiente algún tipo de riesgo o peligro, el cerebro inmediata y automáticamente libera las "hormonas del estrés": epinefrina y norepinefrina (llamadas también adrenalina y noradrenalina), así como cortisol. Estas sustancias químicas aceleran el ritmo cardíaco (dos o tres veces su ritmo normal) y estrechan las arterias, lo cual eleva la presión. La sangre (y el oxígeno) es enviada desde la piel y las áreas superficiales del cuerpo hacia los músculos principales en brazos y piernas, para prepararlos para la acción. Su respiración se acelera, los ojos se dilatan (para ayudarlo a ver mejor) y quizá empiece a sudar (para enfriar el cuerpo).

Todas estas reacciones físicas preparan al cuerpo para pelear contra la amenaza percibida o para huir, por lo que se conocen en conjunto como la "respuesta para pelear o huir". Debido a esta respuesta inmediata e involuntaria, puede correr más aprisa, golpear más fuerte, saltar más alto y ver y oír mejor que en circunstancias normales. Puede pensar con mucha rapidez. Está supercargado.

De los tigres a los embotellamientos. Para nuestros ancestros prehistóricos, la respuesta para pelear o huir era esencial. Aumentaba las probabilidades de sobrevivir a encuentros con tigres y otros peligros que amenazaban la vida. Cuando el peligro pasaba (al escapar o vencerlo), nuestros ancestros cavernícolas se relajaban rápidamente y seguían con su vida cotidiana. Para ellos, el estrés era un fenómeno corto, tal como la naturaleza pretendía que fuera.

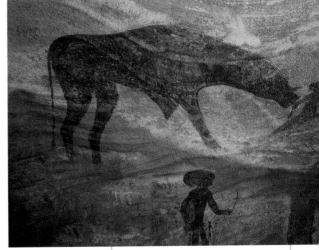

Uno, dos, tres... ¡Está estresado!

Hans Selye (1907–1982), endocrinólogo suizo e investigador pionero del estrés, identificó tres fases por las que atraviesa la gente en respuesta a sucesos estresantes.

Etapa 1: La fase de alarma

El cuerpo reconoce el estrés y desencadena la reacción de pelear o huir, con todos sus síntomas físicos (incluyendo el ritmo cardíaco acelerado, la elevación de la presión arterial, la respiración rápida y la sudoración). Se experimenta un aumento de energía. La presión del estrés causa excitación o temor.

Etapa 2: La fase de resistencia

Al continuar el estrés, la energía disminuye y aparece una fatiga abrumadora. El cuerpo trata de reparar el daño causado durante la fase de alarma, pero no puede lograrlo debido a las demandas fisiológicas del estrés. Surgen la irritabilidad y las reacciones explosivas ante molestias menores. Entra en acción la ansiedad y se tienen problemas para dormir. Las personas que lo rodean notan estos cambios en usted.

Etapa 3: La fase de agotamiento

Si la situación de estrés no se resuelve, usted queda exhausto o casi sin energía. El cuerpo empieza a sucumbir a las enfermedades físicas y mentales relacionadas con el estrés, desde dolores de cabeza hasta pérdida de la memoria y depresión. En esta etapa, el estrés puede causar un daño serio a la salud. Para evitar un daño total, necesita liberarse del estrés o recibir ayuda para poder sentir alivio.

> **Punto de presión:** Los estudios indican que 3 de cada 4 visitas al médico están relacionadas con el estrés.

Los tigres de la vida moderna (conflictos familiares, horas en el tránsito, problemas económicos, etc.) rara vez representan un peligro para nuestra supervivencia física, pero sí provocan la respuesta para pelear o huir. Sin embargo, la mayoría de las veces es imposible e inapropiado que luchemos o huyamos. No podemos golpear al vendedor de la tienda que se porta grosero con nosotros ni podemos abandonar el automóvil en una vía rápida congestionada a la hora pico (¡por más satisfacción temporal que esas acciones nos pudieran dar!). Desde la infancia nos enseñan a permanecer controlados ante esas situaciones, a reprimir el instinto natural de pelear o huir.

El estrés moderno tiende a ser continuo. Los tigres (cuentas monetarias, tareas, problemas con el carro) nos atacan día tras día. Cuando las situaciones de estrés se prolongan sin alivio, la salud física y la emocional se afectan. Tenemos dolor de cabeza, dolor de espalda, problemas estomacales, insomnio, fatiga, resfriados frecuentes, etc. También nos sentimos irritables, desanimados, deprimidos, o incluso hasta nos aislamos.

10 causas principales de estrés

Después de realizar más de 5,000 entrevistas, algunos investigadores identificaron las siguientes 10 causas de estrés vinculadas con enfermedades o padecimientos:

- Muerte del cónyuge
- Divorcio
- Separación marital
- Encarcelamiento
- Muerte de un familiar cercano
- Lesión o enfermedad propia
- Matrimonio
- Pérdida involuntaria del trabajo
- Reconciliación marital
- Jubilación

De acuerdo con la doctora Georgia Witkin, directora de un programa de estrés en un centro médico, el estrés crónico puede contribuir a lo que ella llama las Cuatro D: desorganización, dificultad para tomar decisiones, depresión y dependencia de fantasías (el deseo de ser rescatado por alguien que vendría a mejorarlo todo).

Síntomas físicos de estrés

Corto plazo

- Ritmo cardíaco acelerado
- Elevación de la presión arterial
- Respiración acelerada
- Sudoración excesiva
- Manos y pies fríos
- Músculos tensos
- Sensación de náusea u "hormigueo en el estómago"
- Diarrea o urgencia de orinar
- Boca seca
- Dilatación de los ojos

Largo plazo

- Dolores de cabeza
- Dolores musculares
- Acidez
- Cambios en el apetito
- Fatiga frecuente
- Menor deseo sexual
- Resfriados frecuentes y otras enfermedades
- Insomnio

Síntomas emocionales de estrés

- Aflicción
- Ansiedad
- Culpa
- Depresión
- Ira
- Irritabilidad
- Sensación de abandono
- Sensación de aislamiento
- Temor

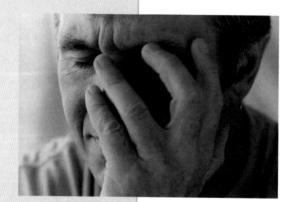

No se estrese; no se aflija. No puede eliminar todo el estrés en su vida. Ni tiene que hacerlo. Sin una pequeña dosis de estrés, muchos de nosotros estaríamos poco estimulados para hacer un buen trabajo, mejorar nuestras relaciones personales, contribuir a nuestra comunidad y enriquecer y mejorar nuestra vida. Pero, siempre que sea posible, debe tratar de reducir la cantidad e intensidad de los factores de estrés en su vida.

¿Y si eso no es posible? ¿Qué hacer cuando enfrenta el estrés inevitable, como la pérdida del empleo o un techo dañado por la tormenta? Cambie la manera de responder a esto; no siempre resulta fácil, pero es posible.

¿Nació para estar estresado?

Los científicos han tratado de determinar durante décadas si las personas con cierto tipo de personalidad tienen mayor probabilidad de desarrollar hipertensión. Algunos estudios muestran que las personas hipertensas tienden a estar más ansiosas y deprimidas que las que tienen una presión arterial normal. Otros estudios indican que las personalidades "tipo A" (personas agresivas, hostiles, cínicas y ambiciosas) tienen un vínculo similar con la hipertensión. Otros más dicen que características como la docilidad, la agresión controlada y la tensión interior reprimida están asociadas con la hipertensión.

Ninguno de estos estudios ha sido decisivo, en parte porque los métodos usados para clasificar las personalidades varían. Algunos estudios usaron pruebas de personalidad comunes, pero otros, no; algunos midieron la ira expresada y otros, la ira reprimida, etc. La "hipertensión de bata blanca" (la tendencia a incrementarse la presión arterial cuando el paciente se encuentra en el consultorio médico) pudo haber afectado los resultados de los estudios.

Hoy, los científicos consideran que la relación entre la personalidad y la hipertensión puede ser más compleja de lo que se creía. Un estudio reciente midió varios rasgos de personalidad en 283 hombres, entre ellos ira, expresión de ira, ansiedad, desesperanza y docilidad. Para protegerlos contra la hipertensión de bata blanca, la presión arterial de los participantes se midió de varias maneras, incluido el uso de un esfigmomanómetro portátil durante 24 horas.

El estudio indicó que los hombres con hipertensión ligera no tenían mayor probabilidad de tener características de personalidad particulares que aquellos con presión arterial normal. Los autores del estudio opinan que si la personalidad tiene un papel en el desarrollo de la hipertensión, sólo es el de aumentar o reducir los efectos de la predisposición genética en ésta.

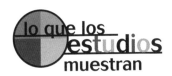

lo que los estudios muestran

▶ *Según un estudio en la revista* Hypertension, *los hombres con niveles altos de desesperanza (definido como una sensación de inutilidad y expectativas negativas sobre el futuro) tenían tres veces más probabilidades de desarrollar hipertensión que aquellos cuyos niveles eran bajos.*

La gran depresión: estrategias contra el estrés

Los expertos en estrés tienen innumerables estrategias para prevenir y reducir el estrés que van desde quitarle reservas al estrés hasta respirar profundamente. Algunas de las más efectivas las describimos en las siguientes páginas. ¿Cuáles de ellas funcionarán para usted? Todo depende de su personalidad, sus intereses y su deseo por probar algo nuevo.

Sume sus preocupaciones

La identificación de los síntomas del estrés es el primer paso hacia la atención del problema. Para muchos de nosotros, el estrés se ha convertido en una parte arraigada de nuestro mundo cotidiano y no notamos la forma perniciosa en que ha invadido nuestras vidas.

Intensidad del estrés

Algunas personas son "reactores". En respuesta al estrés, experimentan un aumento importante de la presión arterial y del ritmo cardíaco. El doctor Robert Eliot, cardiólogo e investigador del estrés, fue el primero en identificar a este grupo de personas y en indicar que los reactores tienen una probabilidad mayor al promedio de desarrollar hipertensión en una etapa avanzada de su vida.

Varios estudios apoyan la teoría de Eliot. En un estudio reciente, los investigadores encontraron que la forma en que los adultos jóvenes responden ante el estrés puede ayudar a predecir si padecerán hipertensión arterial 10 años después. Más de 100 estudiantes universitarios, entre 18 y 22 años, fueron reclutados para el estudio. Los estudiantes cuya presión arterial y pulso aumentaron más durante dos pruebas de estrés (una mental y otra física), y que tenían al menos un padre con hipertensión, tuvieron una probabilidad siete veces mayor de desarrollar hipertensión una década después que sus compañeros que no tenían ninguno de esos factores de riesgo.

¿El estrés se convirtió en un problema en su vida? Hágase estas preguntas:

> ¿Se siente tenso, ansioso, con pánico o preocupado?

> ¿Siente que no hay suficiente tiempo en el día?

> ¿Se le dificulta decir "no" sin sentir culpa?

> ¿Con frecuencia se siente impaciente o irritable?

> ¿Es olvidadizo o tiene dificultad para concentrarse?

> ¿Fuma o bebe más de lo habitual?

> ¿Se siente deprimido o con falta de energía o interés por la vida?

> ¿Se le dificulta tomar decisiones?

> ¿Siempre tiene prisa?

> ¿Padece enfermedades menores como resfriados, dolores de cabeza, dolor de espalda y problemas estomacales?

> ¿Se siente adormilado o cansado durante el día?

> ¿Se impacienta con los retrasos o las interrupciones?

Todos experimentamos estos síntomas de vez en cuando, pero si alguno de los mencionados describe cómo se siente la mayor parte del tiempo, su nivel de estrés es demasiado alto.

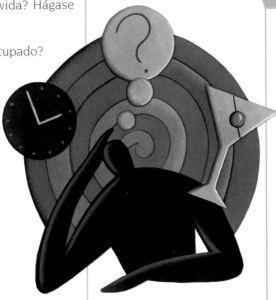

Aprenda a ser optimista

En muchas ocasiones, el estrés es un caso de percepción en oposición a la realidad. Es la manera en que percibe una situación particular (no necesariamente la situación en sí) lo que determina si ésta lo estresará. Algunas personas son optimistas por naturaleza. Tienden a ver el lado brillante de las cosas, incluso al enfrentar desafíos difíciles y derrotas. Otras son pesimistas y tienden a permitir que las domine el estrés y a reaccionar de manera destructiva; por ejemplo, usan la ira y el abuso físico o verbal, luego se apartan y se "dan por vencidas".

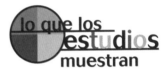

lo que los estudios muestran

▶ *Si está ansioso o deprimido, tiene doble probabilidad de desarrollar hipertensión en los próximos 10 años, o triple si es de raza negra.*

> **Punto de presión:** De acuerdo con un estudio, los pesimistas son propensos a tener la presión arterial más elevada. Una actitud melancólica puede acortar la vida. Los investigadores de la Clínica Mayo, en Estados Unidos, descubrieron que las personas pesimistas mueren a más temprana edad que las optimistas.

La forma correcta de reducir el estrés

Mantener un "diario del estrés" es una forma efectiva de averiguar lo que le causa estrés. En una libreta especial o diario registre la siguiente información a intervalos regulares (digamos, cada tres horas) durante varias semanas.

- La fecha y la hora.
- La cantidad de estrés que siente en un momento particular. (Puede usar una escala del 1 al 10 si lo desea.)
- Lo feliz o contento que se siente. (Utilice una escala del 1 al 10.)

Asegúrese de registrar los sucesos que lo estresan. Anote:

- La fecha y la hora del suceso.
- Lo que causó el estrés.
- La cantidad de estrés que sintió.
- Cómo manejó la situación. Examine si trató la causa del estrés o si sólo puso atención en sus síntomas.
- Reflexione si manejó el estrés con la mayor efectividad posible. ¿Qué más pudo haber hecho?

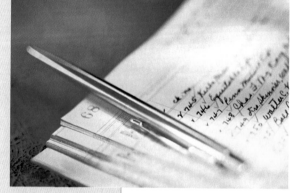

Luego de unas semanas tendrá una idea más clara de los detonantes de su estrés. Use la información para planear mejores estrategias que lo ayuden a disminuir el nivel de estrés en su vida.

¿Usted es pesimista? ¿Se dice a sí mismo cosas negativas que aumentan el estrés en su vida además de elevar su presión arterial? Quizá ya conoce las respuestas. Si no está seguro, piense en una situación que lo estrese frecuentemente (por ejemplo, una espera interminable en medio del tránsito o una presentación en el trabajo). Trate de recordar sus pensamientos automáticos en esas situaciones. ¿Esos pensamientos encajan en un patrón negativo predecible? ¿Tienden a exagerar o a distorsionar la situación en lugar de evaluarla en forma realista? ¿Se culpa o ridiculiza por ser sorprendido en una situación estresante? Si respondió "sí" a estas preguntas, es probable que usted sea una persona pesimista.

Optimismo instantáneo. Los pesimistas pueden y deben aprender a reemplazar los pensamientos de autoderrota e irracionales con pensamientos positivos y asertivos. Como resultado, pueden lograr mucho para minimizar el efecto negativo del estrés en su salud emocional y física. Una técnica recomendada por los expertos incluye cuatro pasos rápidos y simples: haga un alto, respire, relájese, reflexione. Practique estos pasos que lo ayudarán a cambiar sus pensamientos y comportamiento para obtener resultados positivos.

Paso 1: Cuando esté en una situación que lo estrese, ¡deténgase! No permita que los pensamientos negativos lo controlen. Pase de inmediato al Paso 2.

Paso 2: Respire varias veces profunda y lentamente.

Paso 3: Al respirar, relaje los músculos y libere la tensión.

Paso 4: Dedique unos momentos a reflexionar sobre sus pensamientos negativos. ¿Esos pensamientos contribuyen al estrés? ¿Son lógicos? ¿Son ciertos? ¿Cuándo los aprendió? Al examinar sus respuestas, surgirán pensamientos más positivos.

Exorcise la tensión con ejercicio

El ejercicio es una de las mejores y más rápidas formas para liberarse de la epinefrina y de otras hormonas del estrés que son bombeadas al cuerpo durante la respuesta para pelear o huir. Si no quema esas hormonas, pueden perpetuar su tensión y

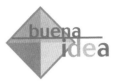

▶ *Cuando se sienta negativo, concentre sus pensamientos en lo positivo. Anote cinco cosas que lo hagan feliz, como su matrimonio, sus hijos, una amistad, un pasatiempo o un sitio especial que le guste visitar. Reflexione en ellas. Pensar en las cosas que disfruta puede hacerlo sentirse más contento y menos estresado.*

elevar la presión arterial durante horas. Cualquier tipo de ejercicio sirve (caminar, correr, nadar o levantar pesas). Evite los deportes de competencia, como el tenis y el ping-pong, a no ser que le resulten divertidos y relajantes.

El ejercicio aeróbico habitual ayuda a manejar el estrés a largo plazo. Aumenta la actividad alfa en el cerebro, asociada con los estados de ánimo tranquilos y el flujo de endorfinas, hormonas que alivian el dolor en forma natural, disminuyen la tensión y mejoran el estado de ánimo. También relaja los músculos tensos y ayuda a inducir el sueño restaurador. Sin embargo, algunos estudios indican que las personas que hacen ejercicio antes de enfrentar situaciones estresantes experimentan un ligero aumento en la presión arterial. Para consejos sobre cómo incluir el ejercicio en su vida, vea el Capítulo 4.

La posibilidad de soñar. Aun sin una explicación bioquímica, existen muchos motivos por los cuales el ejercicio tiene un efecto benéfico sobre el estrés. Al ejercitarse, aparta las presiones cotidianas y permite que su mente divague con libertad; siente que controla su cuerpo y su destino. Si se ejercita al aire libre, puede apreciar la belleza natural a su alrededor. Todo ello ayuda a controlar y contrarrestar el estrés.

Hidratos de carbono tranquilizantes

¿Se le antojan los dulces cuando está estresado? Eso puede ser porque su cuerpo necesita los efectos tranquilizantes de los hi-

La televisión y el estrés: mala recepción

Ver televisión puede ponerlo en un estado como de trance, pero ¿reduce su estrés? El psicólogo Robert Kubey dice que no. Sus estudios indican que al sentarse frente al televisor se puede aumentar la actividad alfa en el cerebro y otras señales de tranquilidad, pero el estado de relajación desaparece tan pronto como se apaga el televisor. En ese momento, los televidentes suelen tener flojera, sentirse culpables, solitarios e insatisfechos… cualquier cosa, menos calmados y contentos, dice Kubey.

La televisión puede ser relajante si la ve con un propósito y no con negligencia. Encienda el televisor sólo si hay un programa particular que desee ver. Al terminar el programa, ¡apague el televisor!

La farmacia verde

La kava es calmante. Esta maravillosa hierba relaja los músculos esqueléticos sin deprimir el sistema nervioso central, y la persona se queda calmada y, a la vez, alerta. Los estudios indican que es capaz de disminuir la ansiedad igual que los medicamentos tranquilizantes. No tome más de 250 mg al día y no por un lapso mayor de tres meses. No consuma kava si va a conducir un vehículo.

El ginseng es bueno. Se cree que el ginseng reduce los efectos dañinos del estrés, quizá porque equilibra la liberación de las hormonas del estrés. También mejora la producción de endorfinas, las hormonas que hacen que el cuerpo se sienta bien. El ingrediente activo es un compuesto llamado ginsenoside, que se extrae de la raíz de la planta. Busque una marca que contenga al menos 7% de ginsenoside y tome de 100 a 250 mg una o dos veces al día.

dratos de carbono, según opinan algunos investigadores. Los hidratos de carbono desencadenan la liberación del aminoácido triptofán en el cerebro, donde se convierte en una sustancia química calmante llamada serotonina.

El azúcar es lo que calma el estrés con mayor rapidez, quizá en unos cinco minutos. Los almidones (incluidas frutas, verduras y pan) tardan en actuar una media hora. Si elige la opción más rápida, no se exceda. Un puñado de gomitas puede producir tranquilidad. No elija pan dulce, pasteles, helado u otros dulces con mucha grasa; la grasa puede hacer que el proceso de relajación se retrase una hora o más tiempo. (También afecta sus esfuerzos por mantener su peso y su presión arterial bajos.)

Como el cuerpo absorbe con mayor rapidez los líquidos que los sólidos, los investigadores recomiendan que beba los hidratos de carbono. Ingiera una taza de cocoa instantánea (preparada con agua o con leche descremada) o añada un par de cucharadas de azúcar (azúcar real, no sustitutos artificiales o edulcorantes) a una taza de café descafeinado o té de hierbas.

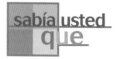

Pruebe un sedante musical

Por más de 2,000 años, muchas personas han sostenido la teoría de que la música calma el alma indómita y estresada. Los antiguos filósofos griegos recomendaban que las personas cantaran o tocaran un instrumento para liberarse de sus preocupaciones. Y en la Biblia, el rey Saúl, primer soberano de Israel, escuchaba música de arpa para levantar su estado de ánimo.

> **Punto de presión:** La ciencia moderna apoya la antigua creencia de que la música calma y tranquiliza. Los estudios indican que escuchar música hace que la presión arterial y el ritmo cardíaco disminuyan; también relaja los músculos tensos y cansados.

Váyase despacio. La música instrumental lenta y tranquila es mejor para tranquilizar un alma estresada. El estilo de música (rock, clásica, popular, New Age, jazz u otra) no importa, mientras le resulte agradable y calmante. Asegúrese de concentrarse plenamente en los sonidos sedantes; un fondo musical hará poco por sus nervios o su presión arterial. Algunos terapeutas musicales recomiendan que para que se relaje y entre en un estado más tranquilo, primero escuche la música que concuerde con su estado de ánimo inicial muy estresado (¿rock pesado?) y luego elija algo menos agitado (¿la obertura de un musical de Broadway?), antes de escuchar una composición calmante y completamente tranquila, como un movimiento lento de un concierto de piano de Mozart o Chopin.

La solución al insomnio

He aquí un precepto: Dormir bien por la noche reduce el estrés. Si usted se priva de dormir de manera crónica (y, sorprendentemente, muchos lo hacen), estará tan cansado durante el día que se le dificultará manejar bien las situaciones estresantes.

Los estudios indican que el cansancio excesivo eleva la presión arterial, en especial si tiene estrés. Un estudio de los usuarios de un tren mostró que quienes hacían recorridos prolongados (más de 75 minutos) eran propensos a sentir más sueño durante el día y a tener más elevada la presión arterial que quienes hacían recorridos más cortos (menos de 45 minutos).

> **Punto de presión:** A partir de 1910, en los países desarrollados, el promedio de horas que las personas duermen cada noche ha disminuido de 9 a 7.5 horas.

Empiece a considerar que una buena noche de sueño es una necesidad, no un lujo. ¿Cuánto sueño necesita? Eso depende. No es verdad que todos necesiten ocho horas de sueño. Algunos necesitan más. El tiempo exacto que usted necesita dormir lo determinan sus genes. Puede disminuir un poco el lapso

Una clínica del sueño: de la A a la Zzzz para dormir mejor

- Evite el café y otras bebidas con cafeína al menos seis horas antes de irse a la cama.

- Evite el alcohol al menos dos horas antes de dormir. El alcohol hace que se sienta más relajado, pero interfiere con la calidad de su sueño y hace que se despierte con frecuencia.

- Mantenga horas regulares de sueño, incluso los fines de semana. Levántese a la misma hora cada mañana, sin importar lo tarde que se haya dormido la noche anterior.

- Duerma siestas de modo razonable. Una siesta ocasional es buena, pero no lo haga si se le dificulta dormir por la noche.

- Haga ejercicios aeróbicos con regularidad, avanzada la tarde o temprano en la noche (no cerca de la hora de dormir).

- Deje de fumar. A los fumadores se les dificulta tanto conciliar el sueño como permanecer dormidos.

- No dé vueltas en la cama. Si no se queda dormido en 30 minutos, levántese y vaya a otro cuarto. Lea o siéntese tranquilo hasta que le dé sueño, luego regrese a la cama.

- No dependa de las píldoras para dormir. Úselas en periodos cortos de insomnio, no para problemas crónicos del sueño.

que duerme sin que ello lo afecte, pero si empieza a recortarle a su tiempo de dormir una hora o más, empezará a sentirlo casi de inmediato. Se volverá malhumorado e irritable, sus habilidades mentales y físicas disminuirán e incluso un poco de estrés de pronto le parecerá un gran problema.

Apnea del sueño: más que un ronquido

La hipertensión arterial y la apnea del sueño (padecimiento grave que amenaza la vida, en el cual la respiración se interrumpe repetidamente durante el sueño) están muy vinculadas, según indican los estudios. Las personas con apnea del sueño de moderada a grave tienen mayor probabilidad de padecer hipertensión arterial que las que no tienen apnea, de acuerdo con una investigación.

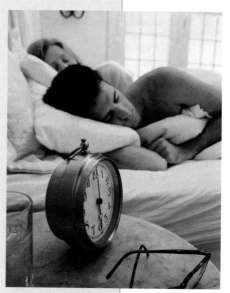

Muchas personas no saben que padecen apnea del sueño hasta que sus parejas o los miembros de la familia les dicen que roncan mucho y que se les dificulta respirar durante la noche. La somnolencia debilitante durante el día es también una señal del padecimiento. Si sospecha que este mal lo aqueja, discútalo con su médico. La apnea del sueño puede tratarse, a menudo con el uso de un dispositivo de presión continua de aire, el cual proporciona una corriente continua de aire en los pasajes nasales a través de una máscara que se usa mientras se duerme.

Pie de página fascinante: el estudio también encontró un vínculo entre los ronquidos simples y la hipertensión. Las personas que no padecen apnea pero que roncan tienen una probabilidad una vez y media mayor de tener hipertensión que las que no roncan.

Interfiera con el estrés

Para neutralizar la respuesta del estrés para pelear o huir, pruebe la relajación muscular progresiva. Esta técnica, que reduce la hipertensión, el estrés y la ansiedad, se basa en la idea simple de tensar y luego relajar grupos de músculos, uno a la vez. He aquí cómo se hace:

> Recuéstese o siéntese cómodamente, en una alfombra gruesa o un colchón para ejercicio. Cierre los ojos.

> Respire profundo y tense todo el cuerpo; sostenga la tensión unos segundos. Exhale y libere la tensión. Note que siente el cuerpo diferente.

> Empiece con los pies; ténselos y relaje un solo grupo de músculos a la vez. Tense en forma progresiva el cuerpo hacia arriba. Luego de los pies, tense y relaje las pantorrillas, luego los muslos, los glúteos, el abdomen, etc. Asegúrese de incluir los músculos faciales.

> Al terminar, recuéstese un momento. Debe sentir todo el cuerpo caliente (debido al mayor flujo de sangre hacia los músculos) y relajado.

Practique esta técnica diariamente o cuando esté en una situación estresante.

Tranquilizante sin efectos secundarios

La meditación, efectuada por miles de años como parte de muchas prácticas religiosas, disminuye los niveles de las hormonas del estrés, el ritmo cardíaco y la presión arterial, según los científicos de hoy. También hace más lentas las ondas cerebrales, obligándolas a entrar en el estado alfa calmante o incluso en el theta (estado de vigilia más relajado). Por eso se dice que la meditación es "un tranquilizante sin efectos secundarios".

Hay muchos y diferentes tipos de meditación. Dos de los más conocidos son la meditación trascendental (MT), en la cual se centra la atención en repetir en silencio un mantra (palabra o frase autoelegida), y la meditación consciente, en la cual uno se concentra silenciosamente en los pensamientos o emociones sin juzgarlos ni reaccionar ante ellos.

Gran parte de las investigaciones sobre la meditación y la presión arterial incluyen la meditación trascendental. En un estudio, las personas con hipertensión que practicaron esta técnica no sólo disminuyeron su presión arterial y ritmo cardíaco, sino que ensancharon sus arterias. Estos beneficios no los tuvo un grupo de control con hipertensión que realizó actividades recreativas relajantes, en lugar de la meditación.

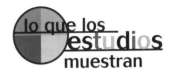

lo que los estudios muestran

▶ *Según unos estudios hechos en Noruega, el masaje aumenta los niveles de endorfinas en la sangre, las cuales son compuestos del cuerpo que mejoran el estado de ánimo y alivian el estrés. Los resultados son igualmente benéficos si el masaje se lo da un amigo o usted mismo.*

sabía usted que

▶ *Los niveles de cortisol, la hormona del estrés, se elevan más la mañana del lunes que otras mañanas de días laborales; esto indica que la anticipación del trabajo desencadena el estrés relacionado con él.*

Otro estudio en 111 hombres y mujeres maduros de raza negra mostró que la meditación trascendental disminuyó más la presión arterial que la relajación muscular progresiva o un programa de educación que animaba a la gente a adoptar hábitos más saludables en su estilo de vida. A los tres meses, los que practicaron la meditación experimentaron una disminución promedio de 10.7 mm Hg en la presión sistólica y de 6.5 mm Hg en la diastólica, el doble de la disminución que se vio en los participantes del estudio que practicaron la relajación muscular progresiva. Para los que siguieron el programa de educación para cambiar su estilo de vida, la noticia no fue del todo buena, ya que experimentaron un aumento en la presión arterial.

Meditación en 5 pasos fáciles

Empiece a practicar el siguiente ejercicio de meditación trascendental básico de 15 a 20 minutos, una o dos veces al día.

1. Siéntese cómodamente, en un sitio tranquilo.

2. Cierre los ojos. Respire con naturalidad un minuto, mientras permite que la mente y el cuerpo se calmen.

3. Respire lenta y profundamente. Al exhalar, repita en silencio una palabra o una frase (la que elija). Algunos eligen una palabra neutral, como "uno" u "om". Otros prefieren una palabra inspiradora, como "paz" o "amor". Otros más optan por una frase u oración religiosa, como "El Señor es mi pastor".

4. Cuando los pensamientos se interpongan (¡y lo harán!), evite cualquier intento por controlarlos. Sólo tome nota de ellos y con tranquilidad trate de volver a su mantra. Quizá le resulte difícil este paso al principio, pero con el tiempo se le facilitará dejar ir sus pensamientos y entrar en un estado de relajación profunda.

5. Al terminar, tómese un minuto para volver al estado de conciencia. Levántese y vuelva al mundo lentamente.

Luego de varias semanas de práctica, quizá descubra que además de estar más relajado después de meditar, estará también más calmado en otros momentos del día.

Respire profundamente

Cuando nos sentimos estresados, solemos tener respiraciones cortas, poco profundas e irregulares, que sólo llevan el oxígeno a la parte superior del pecho. Incluso, sin darnos cuenta, tal vez sostengamos la respiración. Esta clase de respiración disminuye la cantidad de oxígeno que circula en la sangre. El corazón reacciona y bombea más sangre (para enviar más oxígeno al cuerpo), lo cual eleva la presión arterial.

Puede manejar mejor el estrés y quizá disminuir la presión arterial respirando más profundamente. La respiración profunda o diafragmática reduce la tensión muscular y propicia el estado de alerta relajado.

Practique la siguiente técnica una vez al día y siempre que esté bajo un estrés en particular.

> Póngase cómodo. Siéntese en una silla o recuéstese sobre la espalda, con los pies un poco separados.

> Cierre los ojos. Ponga la mano sobre el abdomen, abajo del ombligo. Esto lo ayudará a asegurarse de que respira desde el abdomen y no desde la parte superior del pecho.

> Respire con lentitud a través de la nariz. (Si tiene la nariz congestionada, respire por la boca, con los labios un poco separados.) Cuente con lentitud al respirar: inhale (uno, dos, tres, cuatro). Imagine que la energía y la calma entran en su cuerpo con la respiración. Debe sentir que la mano que colocó en el abdomen se eleva cuando inhala.

> Sostenga la respiración mientras cuenta hasta cuatro de nuevo: sostenga (uno, dos, tres, cuatro).

> Exhale despacio, mientras cuenta hasta cuatro. Exhale (uno, dos, tres, cuatro). Imagine que la tensión sale de su cuerpo con el aire. La mano debe bajar mientras exhala.

> Repita la respiración durante 20 minutos, si tiene el tiempo. En forma gradual, al relajarse más, puede aumentar el conteo hasta ocho para cada respiración.

sabía usted que

▶ *Un mal matrimonio puede ser malo para su presión arterial. Un estudio en más de 100 hombres y mujeres indicó que las personas que reportaron ser infelices en su matrimonio tuvieron mayor probabilidad de tener una presión arterial más alta tres años después, mientras que las que expresaron felicidad marital tuvieron mayor probabilidad de que su presión arterial disminuyera durante el mismo periodo.*

Lecciones de respiración

Es interesante saber que en EUA, la FDA (Food and Drugs Admistration) en fechas recientes aprobó un nuevo aparato médico llamado RespeRate, que entrena a personas con hipertensión en una sesión de respiración profunda de 15 minutos. Parece un reproductor de CD portátil e incluye un sensor, que se coloca alrededor de la cintura, y unos audífonos. El aparato usa el sensor para analizar los patrones de respiración y luego crea patrones de sonido que guían a inhalar y exhalar a un ritmo más lento.

Los estudios indican que el RespeRate puede disminuir la presión sistólica un promedio de 12 mm Hg y la presión diastólica un promedio de 8 mm Hg, luego de seis semanas de tratamiento diario. Por ahora, el RespeRate sólo está disponible en EUA y con receta médica.

Más domadores de la tensión

Tenga una mascota. Estar cerca de animales reduce la ansiedad y el estrés en mucha gente. Las pruebas indican que las mascotas ayudan a reducir la presión arterial. Un estudio mostró que acariciar a un gato o un perro puede ser suficiente para disminuir la presión arterial de usted y su mascota.

Evite la cafeína. El café y otras bebidas y productos con cafeína pueden elevar la presión arterial, en especial cuando está estresado. (Más sobre la cafeína y la presión arterial en el Capítulo 6.)

Hable bajo. Los estudios indican que si pronuncia las palabras en voz muy alta y con rapidez, su presión arterial se eleva, sin importar el tema. Por otra parte, si habla con voz suave y lentamente (incluso sobre temas que le causen ira), ayudará a mantener su presión arterial en un nivel saludable.

Estírese diariamente. El estiramiento es uno de los grandes aliviadores de tensión de todos los tiempos. (Para ejercicios que puede iniciar hoy, vea el Capítulo 4.)

Ordene su casa. Tener demasiadas cosas puede ser una terrible fuente de estrés. Tire o done lo que no use y sea más juicioso respecto a compras futuras.

Comparta tiempo con los amigos. Según las encuestas, la mayoría preferimos estar a solas cuando estamos estresados. Sin embargo, es más sabio compartir los problemas. Considere que este estudio se realizó en personas a las que les habían hecho un cateterismo cardíaco, un procedimiento médico difícil y estresante. El estudio indicó que las personas que sostuvieron la mano de un amigo durante el procedimiento tuvieron un aumento menor de la presión arterial que las que soportaron solas el procedimiento. Otro estudio indicó que los hombres que tuvieron a sus mejores amigos a su lado al dar un discurso no preparado, o al hacer aritmética mental frente a una audiencia, tuvieron niveles más bajos de hormonas del estrés en su cuerpo que los que hicieron esas tareas solos.

Ría más. El humor corta la tensión como un cuchillo caliente corta la mantequilla. Relaja los músculos y disminuye la presión arterial (quizá porque lleva más oxígeno a la corriente sanguínea) y los niveles de hormonas del estrés que circulan en el cuerpo. Busque algo que lo haga reír (las tiras cómicas del periódico, una película con su artista favorito, un buen libro de humor, o la compañía de uno o más amigos divertidos y queridos) y disfrute este saludable ejercicio. Hágalo hoy y todos los días con la mayor frecuencia posible.

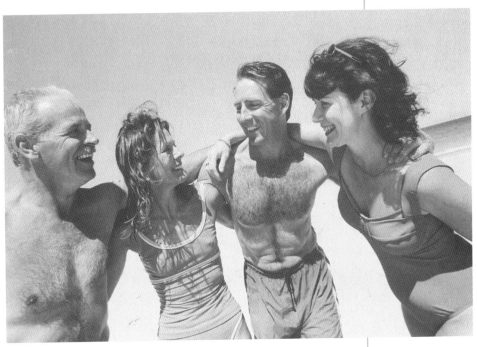

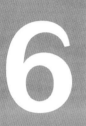

Los hábitos y el corazón

Para muchas personas, los pequeños placeres

de la vida se cuentan con una mano: una taza

de café en el desayuno, una copa de vino, una

cerveza en la cena o un cigarrillo de vez en

cuando. Hacerse cargo de su presión arterial

significa que disfrutará dos de cada tres de

estos hábitos, con moderación, por supuesto.

Hacerse cargo de su hipertensión implica hacerse cargo de sus hábitos cotidianos, como la ingestión de bebidas alcohólicas, el cigarro y la cafeína.

Despejemos el humo

Es probable que la prueba de que el tabaquismo causa hipertensión quizá no le parezca demasiado convincente para dejar el cigarro. Después de todo, los estudios indican que el tabaquismo aumenta la presión arterial sólo de manera temporal y no permanentemente.

Sin embargo, espere un momento. Retroceda y examine la situación. El cigarrillo (o cualquier tipo de consumo de tabaco) quizá no sea una causa directa de la hipertensión crónica, pero sí es un factor de riesgo importante de enfermedad cardiovascular, como lo es tener hipertensión. Al combinar ambos factores se crea un dúo mortal. Las estadísticas indican que si es hipertenso y fuma, tiene entre 3 y 5 veces más probabilidades de morir víctima de un ataque cardíaco y el doble de probabilidades de morir por apoplejía que si no fuma.

> **Punto de presión:** Las encuestas sobre la salud indican que el 35% de los hombres hipertensos y 33% de las mujeres hipertensas de todas las edades son fumadores.

¿Qué sucede cuando inhala?

Su presión arterial se eleva cada vez que fuma. Al dar una fumada, la nicotina del tabaco entra en el torrente sanguíneo a través de los pequeños vasos sanguíneos de los pulmones. En 10 segundos, la nicotina llega al cerebro, el cual ordena a las glándulas adrenales que liberen la hormona epinefrina (adrenalina). Igual que con la respuesta del estrés para pelear o huir, la epinefrina hace que los vasos sanguíneos se estrechen y que el corazón bombee con más fuerza (25 latidos por minuto), y ello eleva mucho la presión arterial, al menos por un tiempo.

¿El cigarro disminuye la hipertensión?

Cierta investigación indica que el cigarro puede disminuir la presión arterial. Sin embargo, en un estudio se encontró que las mujeres que fuman poco (de uno a nueve cigarrillos al día) tienden a tener presión arterial más baja que las mujeres que fuman mucho o que las que no fuman.

Pero existe una explicación: la presión arterial de dichas mujeres estuvo más baja quizá porque pesaban menos. La nicotina quita el apetito y acelera el metabolismo, lo cual significa que las personas tienden a quemar más calorías durante el día cuando fuman tabaco que cuando no lo hacen. Como resultado, tienen menos grasa corporal que si no fumaran. Mientras más pesan las personas, mayor es su probabilidad de desarrollar hipertensión.

Kilos contra enfermedad. ¡Pero eso no significa que deba fumar ahora para controlar su presión arterial! Los riesgos para la salud al fumar son mucho mayores que los riesgos de aumentar unos kilos cuando deje de fumar, incluso si esos kilos extra hacen que su presión arterial aumente. Tampoco tiene que aumentar de peso al dejar de fumar. Siempre puede tomar medidas para comer en forma sensata y aumentar las sesiones de ejercicio para evitar subir de peso.

¿Cuanto se eleva la presión? Los estudios muestran que después de fumar sólo dos cigarros, tanto la presión arterial sistólica como la diastólica aumentan en promedio 10 mm Hg y siguen elevadas de 15 a 30 minutos. Si fuma mucho, su presión arterial puede permanecer elevada la mayor parte del día.

lo que los **estudios** muestran

● *Un estudio indicó que la aterosclerosis progresó 50% más aprisa en los fumadores que en los que no fumaban. Hubo una mala noticia para los no fumadores que están cerca de los fumadores más de una hora a la semana: sus arterias se endurecieron 20% más aprisa que las de aquellas personas que estuvieron en ambientes libres de humo.*

➤ **Punto de presión:** La nicotina del tabaco mascado tarda entre tres y cinco minutos en llegar al cerebro y desencadenar las respuestas fisiológicas que aumentan la presión arterial.

Otros puntos negativos. El tabaquismo agrava la presión arterial de otras formas. Las sustancias químicas del tabaco (que son miles) dañan el recubrimiento de las arterias, lo cual contribuye a la formación de una placa de grasa que estrecha las arterias. Algunas hormonas desencadenadas por el tabaco hacen que el cuerpo retenga niveles de líquido por arriba de lo normal. Y estos factores elevan la presión arterial a largo plazo.

Por qué debe dejarlo (como si usted no lo supiera)

No hay forma amable de decir esto (ni debe haberla). La mitad de las personas que fuman mueren por enfermedades relacionadas con el tabaquismo. En promedio, mueren entre 10 y 12 años antes que las personas no fumadoras. El cigarro es responsable de 1 de cada 5 muertes prematuras, incluidas:

➤ 20% de todas las muertes por enfermedad cardiovascular

➤ 29% de todas las muertes por cáncer

➤ 87% de las muertes por cáncer pulmonar

Pero si prevenir su muerte prematura no es motivo suficiente para que deje de fumar de una vez por todas, tal vez lo haga si considera estos estímulos adicionales:

➤ Tendrá menos arrugas al envejecer.

➤ Tendrá más energía.

➤ Su cabello, ropa, casa y auto olerán mejor.

➤ Sus dientes y uñas perderán el tono amarillento de la nicotina, y su aliento mejorará.

➤ Sus comidas favoritas olerán y sabrán mejor.

Con el paso del tiempo: qué sucede cuando deja de fumar

Horas después de dejar el hábito de fumar, el cuerpo empezará a sanarse. Esto es algo de lo que puede esperar:

Luego de 30 minutos: El pulso es más lento y la presión arterial disminuye.

Luego de 12 horas: El nivel de monóxido de carbono en la sangre disminuye, lo cual permite que la sangre tenga más oxígeno. Notará que puede hacer actividades que exijan energía física sin quedarse sin aliento.

Luego de 2 días: Las terminaciones nerviosas empiezan a recuperarse. Empezará a recobrar el sentido del gusto y del olfato.

Luego de 1 semana: La mayoría de los síntomas físicos de abstinencia desaparecen (aunque los psicológicos permanecen).

Luego de 2 semanas a 3 meses: La circulación mejora. El funcionamiento de los pulmones se recupera hasta en 30%.

En 2 meses: El flujo de sangre vuelve a manos y pies y los mantiene más calientes. La piel está más sana.

En 3 meses: Los cilios, esas pequeñas células de los pulmones que parecen cabellitos y que el tabaquismo había dañado, se desarrollan de nuevo. Por lo tanto, los pulmones resisten más las infecciones (porque los cilios limpian los pulmones de organismos, irritantes y otros desechos). La tos puede aumentar por unos días, mientras los cilios limpian los pulmones del exceso de mucosidad.

En 1 a 9 meses: Disminuyen la fatiga y la falta de aliento, y usted tiene más energía.

En 1 año: El riesgo de enfermedad cardíaca disminuye a la mitad del que tenía cuando fumaba.

En 5 años: El riesgo de cáncer pulmonar disminuye a la mitad del que tenía cuando fumaba.

En 10 a 15 años: El riesgo de cáncer pulmonar y enfermedad cardíaca disminuye e iguala al de una persona que nunca ha fumado.

> Si es hombre, disminuirá el riesgo de quedar impotente.

> Si es mujer, reducirá el riesgo de desarrollar osteoporosis (padecimiento en el que los huesos se debilitan y adelgazan) o de padecer menopausia prematura.

> Si está embarazada, aumentará la probabilidad de tener un bebé sano.

> Las personas (y las mascotas) con quienes usted vive estarán más sanas.

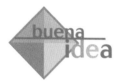

● *Los fumadores que sobreviven a un ataque cardíaco tienen la mayor probabilidad de éxito para dejar de fumar: ¡están muy motivados! Por supuesto, no es buena idea esperar hasta que esté cerca de la muerte para dejar el hábito del tabaco. Necesita encontrar una motivación hoy. Haga una lista de sus motivos personales para dejar de fumar. Lleve con usted esa lista y léala cuando sienta la necesidad de fumar.*

Deje el hábito

Si fuma, quizá ya intentó dejar de hacerlo. Casi todas las personas hacen varios intentos para dejar de fumar antes de lograrlo. La nicotina es una droga adictiva para algunos, tanto como lo son la heroína o la cocaína.

Dejar de fumar resulta muy difícil, pero cada año varios millones de fumadores en el mundo logran lo que muchos creyeron imposible y dejan el cigarro. ¡Usted también puede hacerlo! Sólo son necesarias la actitud correcta, la información y la planeación.

Estrategias efectivas

Hay muchas formas para dejar de fumar. Aquí mencionamos algunas de las más populares. Para un éxito mayor, combine uno de estos métodos con el tratamiento de reemplazo de nicotina (vea la pág. 174) y el asesoramiento para dejar de fumar.

Eliminación. Con este método, usted sencillamente deja de fumar de manera repentina y total. Para la mayoría, este método es el más exitoso para dejar el hábito de la nicotina.

Disminución. La esencia de este enfoque es la reducción gradual de la cantidad de nicotina en el cuerpo al disminuir el número de cigarrillos que fuma cada día. La gente suele eliminar de 5 a 10 cigarrillos al día hasta que deja de fumar definitivamente. Aunque algunas personas logran el éxito con este método, los estudios indican que la mayoría pierden la determinación antes de llegar el día en que deben dejar de fumar.

Retraso. Esta técnica lo anima a posponer el primer cigarrillo del día una o dos horas. Luego, cada día retrase el primer cigarrillo un poco más, hasta que ya no fume ninguno. El retraso da resultado para algunos, sin embargo los expertos recomiendan no tardarse más de dos semanas en dejar de fumar.

Sin importar la estrategia que elija, hay algo que sí es fundamental: necesitará un plan como el siguiente.

Paso 1: prepárese

Para empezar, elija una fecha específica para dejar de fumar, no tan lejana que pronto la olvide ni tan cercana que no le dé tiempo para prepararse bien. Algunas personas eligen un día en que estarán de vacaciones, lejos de la rutina (más fácil para dejar el hábito de fumar). Otros prefieren dejar de fumar en un día típico y más estructurado (para mantenerse ocupados y no pensar en fumar). No importa el día que elija, asegúrese de no estar estresado. Encierre la fecha en un círculo de su calendario.

Revise su estrategia. Analice sus intentos pasados por dejar de fumar. ¿Qué resultó y qué no funcionó? Piense en las situaciones que hacen que desee fumar. Quizá siempre enciende uno después de la comida o luego de subir al auto. Prepárese para lo que hará en lugar de fumar en esas situaciones.

Cómo resistir la abstinencia

Cuando deja de fumar, le quita al cuerpo el abastecimiento de nicotina, que es una droga adictiva. Como resultado, experimentará una gran ansiedad física y los síntomas de la abstinencia. Aunque desagradables, estos síntomas son una buena noticia. Significan que su organismo no sólo se está liberando de la nicotina, sino también otras toxinas del tabaco. Éstos son algunos de los principales síntomas y lo que puede hacer para aliviarlos.

Síntoma	Duración	Lo que puede hacer
Boca seca / irritada	Unos días	Beba agua fría o jugo de fruta; mastique chicle.
Tos	Unos días	Beba té herbal caliente; chupe pastillas para la tos o dulces.
Estreñimiento	1 a 2 semanas	Añada fibra a su dieta (frutas, verduras, granos integrales); beba mucha agua.
Dolor de cabeza	1 a 2 semanas	Tome un baño o ducha caliente; pruebe la meditación u otras técnicas que alivien la tensión; beba mucha agua.
Hambre	1 a 4 semanas	Haga sus comidas de manera regular; coma refrigerios con poca grasa y calorías; beba mucha agua.
Tensión / irritabilidad	2 a 4 semanas	Ejercítese con regularidad; practique meditación o técnicas que alivien la tensión; tome un baño o ducha caliente.
Fatiga	2 a 4 semanas	Duerma una siesta cuando sea necesario; evite hacer muchas cosas y estresarse demasiado.
Dificultad para dormir	2 a 4 semanas	Evite la cafeína después de las 6:00 p.m; practique técnicas que reduzcan el estrés (vea el Capítulo 5); ejercítese con regularidad (pero no cerca de la hora de irse a la cama).

Nicotina sin humo: cómo puede ayudarlo

Los productos que reemplazan la nicotina aumentan la probabilidad de que deje de fumar. Envían al cerebro una cantidad controlada de nicotina que en forma gradual se reduce, hasta que usted queda libre de la droga. La investigación indica que la gente tiene más éxito en dejar de fumar si combina el uso de productos que reemplazan la nicotina con asesoramiento enfocado en el cambio de comportamiento. Los productos que reemplazan la nicotina son:

Parches de nicotina. Se compran sin receta y proporcionan una dosis de nicotina a través de la piel. Están disponibles en varias dosis y suelen usarse de 6 a 12 semanas.

Advertencia: Los efectos secundarios más comunes son irritación ligera en la piel (pruebe varias marcas) e insomnio (use un parche con menos dosis o retire el parche por la noche).

El chicle con nicotina libera la nicotina a través de las membranas mucosas de la boca en 20 minutos. Está disponible en dos dosis distintas y se compra sin receta. Una de las ventajas de esta goma de mascar con nicotina es que usted controla la dosis; una de sus desventajas es que es muy fácil volverse dependiente de ella y seguir usándola luego del límite recomendado de seis meses.

Advertencia: Los efectos secundarios incluyen irritación en la boca (por masticar mal el chicle), hipo y estómago revuelto.

El aerosol nasal con nicotina sólo se consigue con receta. Libera la nicotina en el torrente sanguíneo a través de las membranas de la mucosa nasal entre 5 y 10 minutos después, lo cual lo hace muy útil ante el deseo inmediato e incontrolable de nicotina.

Advertencia: Los efectos secundarios más comunes incluyen irritación en nariz y garganta, ojos llorosos, estornudos y tos. El aerosol no debe usarse más de seis meses y su uso debe disminuirse luego de tres meses. Suele no recomendarse para personas con asma, alergias, pólipos nasales o problemas en los senos nasales.

Los inhaladores de nicotina requieren receta. Consisten en una vara de plástico con un tapón de nicotina. Al soplar en el inhalador, el tapón produce un vapor de nicotina que se absorbe en la corriente sanguínea en 20 minutos, principalmente a través de la boca.

Advertencia: Los efectos secundarios comunes incluyen tos e irritación en boca y garganta.

Planee una caminata luego de comer o mastique goma de mascar cuando vaya al volante.

También visualice lo que implicará dejar de fumar. Imagine que se sentirá mucho mejor (con más energía) y más sano y estará más atractivo. Combinar este ejercicio de visualización con la meditación o la respiración profunda (vea la pág. 162) le será de gran utilidad para ayudarlo a dejar de fumar.

Paso 2: apoyo de los demás

Informe a todas las personas que conoce (familia, amigos, compañeros de trabajo) que eligió una fecha para dejar de fumar. Dígales que le gustaría tener su apoyo. Pídales que no fumen cuando usted esté cerca. Quizá alguno de esos fumadores deje de fumar junto con usted. Poner en la lista a un "compañero" que deje de fumar puede ser un estímulo muy efectivo.

Haga una cita con el médico con la finalidad de discutir las diferentes estrategias para dejar de fumar, incluida la ayuda con nicotina y sin nicotina.

> ➤ **Punto de presión:** La investigación indica que mientras más asesoramiento obtenga, más posibilidades tendrá de dejar de fumar.

Paso 3: adopte nuevas rutinas

Como ayuda para lograr la ruptura psicológica con el tabaquismo, al principio cambie todas las rutinas cotidianas posibles. Tome una ruta distinta al trabajo o beba té en lugar de café durante el descanso a media mañana. Salir de su rutina cotidiana lo ayudará a controlar la urgencia de encender automáticamente un cigarrillo en cierto momento del día.

Empiece a ejercitarse. Los estudios indican que las personas que hacen ejercicio con regularidad tienen más éxito para dejar de fumar. Aumentar su actividad física lo ayudará a contrarrestar el peso que pueda subir al dejar el tabaco. También mejorará su estado de ánimo y evitará las molestias de los síntomas de abstinencia, como irritabilidad y dolor de cabeza.

Reduzca el estrés. Si usted era como la mayoría de los fumadores, quizá usaba el tabaco para combatir el estrés. Hoy

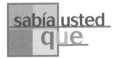

sabía usted que

▶ *Con las pruebas clínicas que se iniciarán próximamente, la NicVAX —una vacuna de nicotina— estará lista en cuatro años. Su efecto es asombroso. Al recibir usted una inyección, la droga estimula sus anticuerpos para que se fijen a la nicotina del cigarro y eviten que llegue al cerebro. Los efectos pueden durar uno o dos años.*

necesita encontrar otras formas para aliviar la tensión. El ejercicio lo ayudará mucho, pero quizá también desee probar la meditación, la respiración profunda o la relajación muscular progresiva. (Más detalles sobre estas técnicas en el Capítulo 5.)

Platique con usted mismo. Felicítese por hacer el esfuerzo para dejar de fumar. Trate de permanecer concentrado en lo positivo o en lo que obtiene al no fumar (¡revise la lista que hizo!), en lugar de pensar en lo negativo o en la lucha que sostiene con la abstinencia de nicotina.

Consejos para dejar de fumar pronto

- Coma con regularidad. El hambre aumenta la urgencia de fumar.

- Respire profundo dos veces al sentir la necesidad de fumar e imagine sus pulmones llenos de aire fresco y limpio.

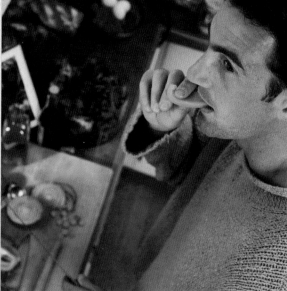

- Si siente que va a encender un cigarrillo, dígase que debe esperar al menos 10 minutos. La urgencia inmediata de fumar suele pasar en ese lapso.

- Distráigase al sentir la necesidad de nicotina. Haga algo de inmediato (hable con un amigo, salga a caminar o haga ejercicios de estiramiento). Vaya a un sitio, como el cine, donde esté prohibido fumar.

- Evite sitios o situaciones "riesgosas", que usted vincule con fumar.

- Beba mucha agua y jugos.

- Reduzca o evite el consumo de alcohol.

- Lleve consigo otras cosas (chicle, dulces, tiras de zanahoria, semillas de girasol, rajas de canela, palillos) que pueda llevarse a la boca al sentir la urgencia de fumar.

- No fume, ¡ni siquiera dé una calada!

Medicamento sin nicotina

El clorhidrato de bupropión, que se vende con el nombre comercial de Wellbutrin, se ha usado con éxito solo o en combinación con productos de reemplazo de la nicotina para ayudar a las personas a dejar de fumar. El medicamento aumenta en la sangre los niveles de dopamina, una sustancia química natural que no solamente mejora el estado de ánimo, sino que también ayuda a combatir la ansiedad por falta de nicotina.

En un estudio, el 49% de las personas que tomaron medicamento sin nicotina dejaron de fumar en un mes, comparado con el 36% de las personas que usaron un parche. El 58% de las personas que hicieron ambas cosas dejaron de fumar al menos un mes.

Abrácese. Sea amable consigo mismo. Planee algo disfrutable para hacerlo cada día. No olvide recompensarse a intervalos regulares por su espectacular esfuerzo para dejar de fumar. Por ejemplo, agasájese con un masaje terapéutico profesional o con ropa nueva para ejercicio o con un licuado de yogur descremado en su sitio preferido. ¡Podrá costear esas pequeñas extravagancias ahora que ahorra dinero al no fumar!

Paso 4: ¡manténgase ahí!

Dejar de fumar es un esfuerzo de todos los días. Esté preparado para una posible reincidencia, sobre todo en la primera semana, cuando los síntomas de abstinencia son más fuertes. Si tropieza y reincide, no se desanime y mejor siga estos pasos:

> No sea tan duro consigo mismo. Cometer el error de fumar un cigarrillo no lo convierte de nuevo en fumador.

> Regrese al buen camino de inmediato. Recuerde por qué dejó de fumar y piense en el esfuerzo que ya hizo para tratar de lograrlo. Luego reafirme su compromiso de dejar el tabaco definitivamente.

> Identifique lo que hizo que olvidara su resolución de no volver a fumar y decida lo que hará cuando se presente de nuevo la situación. Para ideas y apoyo, quizá necesite hablar sobre su recaída con un amigo o un médico.

> **Punto de presión:** Cuando intente dejar de fumar, permanezca alejado de la gente que fuma. Tres cuartas partes de quienes deciden dejar de fumar y recaen lo hacen en presencia de fumadores (después de pedir un cigarrillo a uno de los fumadores).

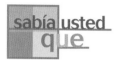

sabía usted que

◖ *La nicotina puede interferir con los medicamentos recetados para la hipertensión. Sea siempre honesto con el médico acerca de su gusto por fumar (o por mascar tabaco).*

Piense distinto en el alcohol

Los medios de comunicación y la comunidad médica han enviado mensajes muy variados acerca del alcohol. Durante años dijeron que era mejor no beber. Últimamente, los científicos empezaron a informar que el vino y otras bebidas alcohólicas ofrecen cierta protección contra las enfermedades cardíacas.

En la primavera de 2001, dos estudios valiosos indicaron que consumir siete bebidas alcohólicas por semana no sólo disminuye el riesgo de un ataque cardíaco, sino que también aumenta la probabilidad de sobrevivir a uno si se presenta. Se escuchó a muchas personas decir: "¡Brindo por eso!"

Sin embargo, puede ser demasiado apresurado descorchar una botella para celebrar. Aunque un número creciente de estudios indican que la bebida moderada (y ésta es la palabra clave) ayuda a proteger el corazón, ninguno de los descubrimientos debe considerarse como una licencia para beber, en especial para las personas con hipertensión.

> **Punto de presión:** Los expertos calculan que el exceso de alcohol causa del 5 al 10% de todos los casos de hipertensión.

¿Un brindis por su hipertensión?

Una gran cantidad de bebidas (vino, cerveza, vodka, whisky, etc.) elevan la presión arterial. Los estudios indican que si se consumen tres o más bebidas al día, es probable que la presión arterial sistólica se eleve de 3 a 4 mm Hg, y la presión arterial diastólica, de 1 a 2 mm Hg. Si se toman cinco o más bebidas al día, la presión arterial puede elevarse incluso más (de 5 a 6 mm Hg la sistólica, y de 2 a 4 mm Hg la diastólica).

Menos es más. Sin embargo, beber una o dos copitas de tequila o copas de vino tinto al día parece que no eleva la presión arterial. Los estudios indican que las personas que toman una o dos copas al día tienen, en promedio, la presión arterial un poco más baja que las que no beben. Además, los niveles moderados de alcohol elevan el colesterol "bueno" LAD, que protege contra las afecciones cardíacas.

Paradoja francesa: más allá del Beaujolais

Para los no francófilos, la llamada paradoja francesa parece muy injusta: ¿cómo pueden los franceses tener porcentajes más bajos de obesidad y enfermedad cardíaca si su menú diario incluye mantequilla, crema, paté de hígado, un sinnúmero de pasteles, queso y otros placeres gastronómicos con mucha grasa?

Al principio, los científicos creían que la paradoja podía explicarse con el vino tinto, que contiene un antioxidante llamado resveratrol (se encuentra también en el jugo de uva morada), que ayuda a proteger de daños al sistema cardiovascular. Recientemente, los científicos descubrieron que el alcohol en sí, no el resveratrol, eleva los niveles de colesterol LAD o "bueno", reduciendo así el riesgo de coágulos en la sangre, causantes de ataques cardíacos y apoplejía.

Así que es posible que el vino sea sólo un factor en la paradoja francesa. Quizá haya una explicación más sólida en la dieta de los franceses. En Francia (y en otros países mediterráneos donde la incidencia de enfermedad cardíaca es baja), la gente come fruta fresca y verduras, y cocina con grasas monoinsaturadas, en especial con aceite de oliva. También beben menos leche y sirven porciones más pequeñas de carne en sus comidas. Y, ¡tome nota!, no están tan obsesionados con refrigerios con mucha grasa y sodio.

![sabía usted que]

► *El mecanismo mediante el cual el exceso de alcohol eleva la presión arterial se desconoce, pero los científicos creen que demasiado alcohol puede liberar la hormona epinefrina, que contrae los vasos sanguíneos.*

► *La genética puede determinar si el alcohol desencadena o no una elevación en la presión arterial. Los investigadores descubrieron que cuando a ratones de diferentes razas se les alimenta con la misma cantidad de alcohol, algunas razas experimentan un aumento en la presión arterial mientras que otras tienen una disminución.*

Si bebe mucho y decide disminuir su consumo, le hará un favor a los vasos sanguíneos y el corazón (sin mencionar otros órganos importantes). Un grupo de investigadores ingleses descubrió que cuando los hombres que permanecían demasiado tiempo en la taberna (los que consumían seis u ocho bebidas al día) suspendían por completo la cerveza, su presión arterial disminuía 13 (sistólica) y 5 mm Hg (diastólica) en cuatro días. Al volver a beber, su presión arterial se elevaba de nuevo.

Otro estudio pidió a un grupo de hombres con hipertensión arterial que bebieran dos copas al día, en lugar de cuatro. Su presión arterial sistólica, que estaba entre 140 y 179 mm Hg, disminuyó un promedio de 3.6 puntos.

Pero ¿qué pasa si usted es un bebedor moderado, un hombre que consume no más de un par de cervezas o una mujer que no bebe más de una copa de vino cada noche? ¿Si disminuye el consumo de alcohol disminuye su presión arterial? Los estudios muestran hasta ahora que la respuesta es no.

Vigile su forma de beber. Hay otros motivos para vigilar y quizá reducir la ingesta de alcohol. Incluso el consumo ligero de éste se ha vinculado con cirrosis y cáncer de hígado, otros tipos de cáncer (de mama, boca, garganta y esófago), ataque hemorrágico y osteoporosis. El alcohol causa un efecto profundo en el cerebro al afectar la memoria, el juicio, la coordinación y el tiempo de reacción. Además, puede causar depresión, disfunción sexual y serias alteraciones en el sueño. Todos éstos son motivos importantes para considerar sus hábitos de beber.

¿Qué contiene una bebida?

Una bebida estándar se refiere a:
- 300 ml de cerveza (regular o *light)*
- 90 ml de vino
- 40 ml de licor destilado con 40% de alcohol
- 25 ml de licor destilado con 50% de alcohol

Beber en exceso implica que un hombre tome más de dos bebidas al día y una mujer más de una bebida al día.

Decida beber (o no beber)

Si tiene hipertensión y le gusta beber, quizá pueda continuar haciéndolo con moderación. Tal vez le ofrezca protección contra las afecciones cardíacas, pero la moderación es la clave. Eso significa no más de una (para mujeres) o dos (para hombres) bebidas al día. (Los hombres bajos y las mujeres altas tomen nota: esta recomendación se basa en el tamaño corporal, no en el género.) Si bebe más que eso, es probable que su presión arterial aumente y, con ello, el riesgo de enfermedad cardíaca. Si tiene un historial de alcoholismo, no debe beber.

> **¡CUIDADO!**
>
> Si bebe con frecuencia y desea dejar de hacerlo, hágalo en forma gradual, en un periodo de una o dos semanas. Una disminución repentina en el consumo de alcohol puede desencadenar una liberación de epinefrina, que causa un aumento grande y peligroso en la presión arterial y puede durar varios días.

No piense que puede dejar de beber unos días y luego tomar todas esas copas en una fiesta o en el bar el sábado por la noche. La bebida en exceso no ofrece ningún beneficio para la salud, sólo una mayor probabilidad de muerte prematura, quizá por ataque cardíaco. Si bebe demasiado (más de tres copas por ocasión las mujeres, o más de cuatro los hombres), puede desarrollar un ritmo cardíaco irregular y aumentar la presión arterial, lo cual podría desencadenar un infarto.

¿Y si es un abstemio feliz? ¡Manténgase así! Hay formas más efectivas y menos peligrosas que las bebidas alcóholicas para disminuir el riesgo de enfermedad cardíaca, como hacer ejercicio con regularidad y seguir la dieta DASH. Las personas que no beben suelen tener muy buena salud y no necesitan empezar a hacerlo ahora.

¡Atención! Alcohol y medicamentos

El alcohol puede interferir con algunos medicamentos para la hipertensión. Puede aumentar los efectos secundarios de los medicamentos, en especial el mareo y la depresión. Préstele atención a su cuerpo. Si toma medicamentos para la hipertensión y nota que se siente mareado o deprimido después de tomar una copa, hable con el médico. Él le aconsejará cuánto y cuándo puede beber sin peligro.

El factor cafeína: ¿qué es lo que se dice?

Para muchos de nosotros, empezar el día sin una taza de café o té sería inconcebible y quizá imposible. No es una sorpresa saber que la cafeína es el estimulante más popular del mundo. Cuatro de cada cinco personas la consumen de distintas maneras cada día, en general para combatir la fatiga, aumentar la concentración o tan sólo para ajustarse al nuevo día.

Si el consumo de cafeína es bueno o no para la presión arterial y el corazón, es un tema de gran debate. Los científicos saben que la cafeína puede causar una elevación temporal de la presión arterial, ¿pero significa eso que aumenta el riesgo de que usted desarrolle hipertensión arterial crónica? Y si ya tiene hipertensión, ¿reducir el consumo de cafeína lo ayudará a disminuirla? Tal vez sí, tal vez no.

Una elevación temporal

La cafeína aumenta la presión arterial, al menos temporalmente, al contraer los vasos sanguíneos. Aún no se sabe cuánta cafeína logra esto; los científicos piensan que puede bloquear los efectos de la hormona adenosina, que ayuda a los vasos sanguíneos a permanecer abiertos. (La adenosina también disminuye la actividad del cerebro, por eso la cafeína alerta más.)

Los estudios indican que beber sólo una taza de café (una taza común, no un tarro grande) aumenta la presión sistólica y la diastólica 5 mm Hg. El aumento máximo en la presión se presenta de 30 a 60 minutos después de beber el café y tiende a desaparecer dos horas después de eso.

Algunos estudios indican que las personas que consumen cafeína con regularidad desarrollan una tolerancia a sus efectos. Por lo tanto, si generalmente toma cuatro o cinco tazas de café cada mañana, su presión arterial quizá no se eleve más que si tomara una sola taza. (Las bebidas con cafeína aumentan también la excreción de calcio. Si toma mucho café o refrescos de cola, asegúrese de tener un consumo adecuado de calcio.)

---

sabía usted que

▶ *La mayor parte de la cafeína que consumimos (alrededor del 75%) la obtenemos del café. El resto la obtenemos del té (15%), los refrescos (10%) y el chocolate (2%).*

Estudios a largo plazo. Aquí es donde se inicia la controversia. Los estudios que examinaron a un gran número de personas y luego compararon la presión arterial de los bebedores de café con la de los no bebedores han sido inconsistentes. Algunos mostraron un vínculo entre la cafeína y la hipertensión arterial, pero la mayoría no. Un enorme multianálisis de 11 estudios diferentes alrededor del mundo (incluyó a más de 143,000 personas) indicó que los bebedores de café, incluso los que bebían seis tazas al día, no tenían mayor riesgo de desarrollar hipertensión arterial ni enfermedad cardíaca.

Algunos científicos piensan que una mejor forma de enfocar este asunto es observar lo que le sucede a la presión arterial después de que la gente deja de beber café. Unos investigadores diseñaron este estudio. Pidieron a 186 bebedores de café de mediana edad, todos con presión arterial normal, que bebieran la misma marca de café durante dos meses. Los científicos luego midieron la presión arterial de los hombres, tanto la presión en descanso (tomada sentados en una clínica) como la ambulatoria (cuando caminaban, tomada con un aparato portátil a determinados intervalos mientras los hombres seguían sus rutinas habituales). Luego separaron a los hombres en tres grupos. Un grupo continuó bebiendo la misma cantidad y tipo de café. Un segundo grupo cambió a café descafeinado. El tercer grupo dejó de beber café.

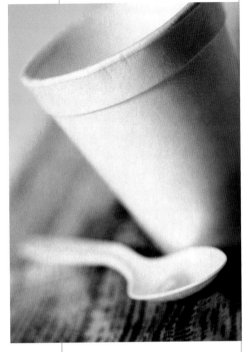

> **Punto de presión:** Cuando reduzca el consumo de cafeína, beba el café o el refresco en vasos más chicos para que no sienta que está tomando menos.

Los resultados, por favor. A los dos meses midieron de nuevo la presión arterial de los hombres. La presión en descanso tomada en la clínica no cambió, pero la presión ambulatoria de los hombres que cambiaron a café descafeinado o que no bebieron café disminuyó mucho. La presión sistólica disminuyó un promedio de 3 mm Hg y la diastólica unos 2 mm Hg.

(Recuerde: incluso una pequeña disminución en la presión arterial puede significar una gran diferencia en su salud a largo plazo.)

Presiones del mundo real. El estudio anterior indicó que es importante medir el efecto de la cafeína en la presión arterial mientras la gente continúa con sus actividades cotidianas. Algunos investigadores de la cafeína están de acuerdo con esa

Té que ayuda al corazón

El té es la bebida más consumida en el mundo, después del agua. También es, a pesar de la cafeína, una de las bebidas más saludables.

En años recientes, los científicos reunieron pruebas de que el té verde y el negro, preparados con hojas de la planta *Camellia sinensis*, protegen contra las afecciones cardíacas. (El té de hierbas no está incluido, pues se prepara con otras plantas.)

Beber té en lugar de café puede ser una decisión inteligente para las personas que desean disminuir su consumo diario de cafeína, mas no suspenderlo. El té contiene menos cafeína: 225 g de té negro contienen 50 mg de cafeína; la misma cantidad de té verde contiene 30 mg. Y, por otro lado, la misma cantidad de café contiene 135 mg.

observación. En uno de sus estudios recientes, colocaron monitores portátiles a 19 personas sanas, los cuales les tomaron la presión cada 15 minutos durante dos días. Un día se dio a los participantes píldoras de cafeína equivalentes a una taza de café; otro día tomaron píldoras equivalentes a cuatro o cinco tazas. En ambos días, siguieron su rutina normal. El resultado: la presión arterial de los participantes fue en promedio cinco puntos más alta el día que consumieron más cafeína.

Así que si tiene hipertensión, debería detenerse la próxima vez que quiera tomar su taza diaria de café.

¿Debe dejar de consumir cafeína?

Depende de a quién le pregunte. La mayoría de los expertos no están seguros de que exista un vínculo importante entre la cafeína y la hipertensión arterial. Un grupo de expertos de un instituto de cardiología afirmó en 1997 que "en la mayoría de las encuestas epidemiológicas no se encontró una relación directa entre el consumo de cafeína y la presión arterial elevada".

Como precaución (hasta que los estudios sean más definitivos), muchos médicos recomiendan que las personas con hipertensión arterial limiten el consumo de cafeína a no más de 200 mg al día. Esto equivale a dos tazas de café de 225 ml, a cuatro tazas de té y a cuatro latas de refresco con cafeína.

Por supuesto, existen otras razones de salud para disminuir la cafeína.

> Demasiada cafeína puede ponerlo nervioso y ansioso e interferir con el sueño.

> La cafeína puede afectar el aparato digestivo, causar acidez, estreñimiento o diarrea. Puede agravar una úlcera estomacal ya existente.

> La cafeína irrita la vejiga. Como es un diurético ligero, puede hacer que orine más.

> La cafeína puede afectar los huesos. Los estudios indican que cuanta más cafeína consuma, más calcio excreta en la orina. Como resultado, los huesos pueden adelgazarse y estar menos densos (padecimiento llamado osteoporosis), lo cual aumenta su riesgo de fracturas en las caderas y en otras regiones al envejecer.

> Si está embarazada, el consumo de cafeína aumenta el riesgo de aborto o de dar a luz a un bebé con poco peso (menos de 2 kg).

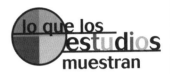

lo que los estudios muestran

▶ *Si tiene hipertensión, debe consumir poca cafeína cuando esté estresado, según algunos investigadores. En su estudio, los investigadores dieron a 31 estudiantes de medicina (todos bebedores de café) jugo de toronja rociado con cafeína o jugo de toronja solo. El estimulante elevó la presión arterial de los estudiantes hasta 5 mm Hg (la sistólica) y 4 mm Hg (la diastólica). Al combinar la cafeína y el estrés por presentar un examen, la presión arterial de los estudiantes se elevó aún más, hasta 10 y 6 puntos respectivamente.*

> **Punto de presión:** La cafeína está "oculta" en medicamentos que se venden sin receta, como medicamentos para el resfriado, analgésicos y los que quitan el apetito. Si desea evitar la cafeína, lea las etiquetas.

Cómo evitar la cafeína

Debido a que la cafeína es una droga que causa adicción leve, el hecho de dejar de tomar café puede traer consigo varios días de síntomas de abstinencia (dolor de cabeza, fatiga e irritabilidad). Deje de consumir cafeína en forma gradual. Cada día disminuya a la mitad la cantidad que consume. Si bebe ocho tazas de café al día, disminuya a cuatro, luego a dos y así sucesivamente. Haga lo mismo con el té y los refrescos con cafeína.

Éstos son otros consejos para facilitar la transición, en especial si usó la cafeína como un impulsor matutino:

> Para ayudarse a despertar, encienda la luz y abra las cortinas tan pronto como se levante por la mañana.

> Haga ejercicio por la mañana. Le dará mucha energía.

¿Cómo prepara su café?

Antes de 1975, las personas que bebían cinco o más tazas de café al día tenían una probabilidad dos veces y media mayor de desarrollar afección cardíaca que las que no lo bebían. A partir de 1975, los hombres que bebían esa misma cantidad de café parecían no tener mayor riesgo de enfermedad cardíaca que los que nunca lo bebían.

¿Qué cambió? En apariencia, la forma en que preparamos el café. A mediados de la década de 1970, la gente empezó a beber café filtrado en lugar de café percolado (hervido). La investigación indica que beber café hervido eleva los niveles de colesterol y así, el riesgo de enfermedad cardíaca. El mayor riesgo se debe no a la cafeína en el café, sino a los aceites en los granos de café. Al colar el café a través de un filtro de papel, los aceites quedan atrás.

Contenido de cafeína

El contenido de cafeína de las bebidas varía de un producto a otro. Éstos son algunos promedios para que tenga una idea de cuánta cafeína consume al día. No encontrará esta información al leer las etiquetas de los productos; no se requiere que los fabricantes la anoten en la etiqueta.

Fuente	Cantidad de cafeína
Café (taza de 225 ml)	
Infusión, método de goteo	135 mg
Instantáneo	95 mg
Descafeinado	5 mg
Té (taza de 225 ml)	
Té negro (natural o en bolsita)	50 mg
Té verde	30 mg
Instantáneo	15 mg
Refrescos con cafeína (350 ml)	
De cola	35 a 50 mg
Cerveza de raíz (*root beer*)	25 mg
Otros	40 a 60 mg
Aguas con cafeína (500 ml)	50 a 125 mg
Chocolate (barra de 40 g)	10 a 30 mg
Medicamentos para el dolor de cabeza (2 tabletas)	60 a 130 mg

> Asegúrese de comer proteínas en el desayuno. La investigación indica que éstas mejoran el estado de alerta del cerebro. Coma yogur o queso cottage semidescremados o cereal con leche descremada. Evite alimentos con proteína fritos, como tocino o salchichas, pues la grasa de estos alimentos puede aletargar.

> Hay personas que se estriñen algunos días después de dejar de beber café. Si come muchos alimentos con bastante fibra (frutas, verduras, panes y cereales integrales), minimizará este problema.

> Si tiene un dolor temporal de cabeza, tome un analgésico. Asegúrese de que no contenga cafeína, pues si no, estará sustituyendo una fuente del estimulante por otra.

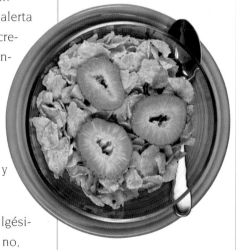

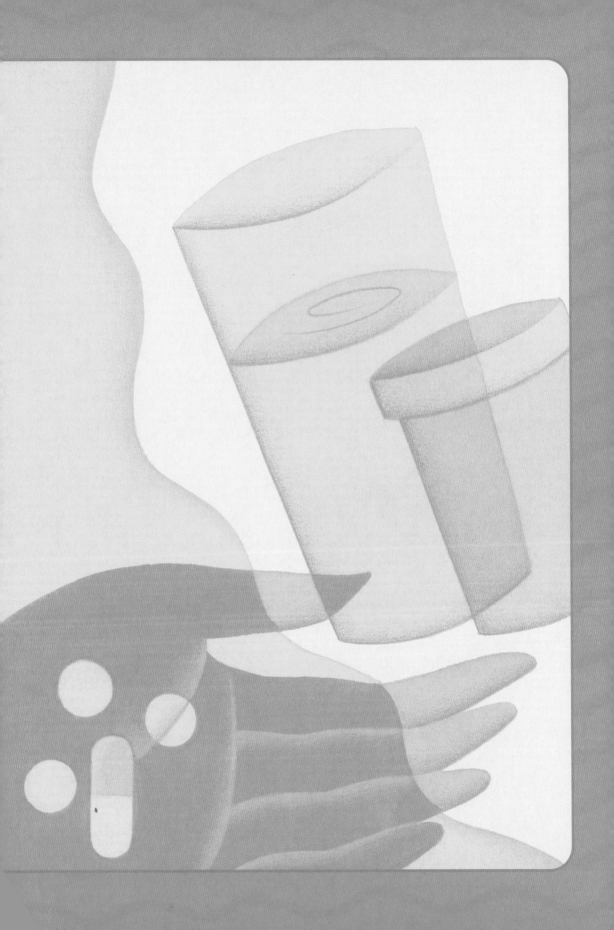

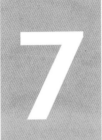

Guía de medicamentos

Hace apenas 50 años, un diagnóstico de

hipertensión era como una sentencia de

muerte. Hoy ya no es así. Los medicamentos

cambiaron mucho ese panorama desalentador.

Los fármacos pueden salvar vidas, pero elegir

el adecuado suele ser una tarea de enormes

proporciones. Aquí le damos toda la

información que necesita para que, junto con

su médico, elija el que sea mejor para usted.

CONCEPTO CLAVE Esté tranquilo. Debe haber un medicamento hecho para usted. La clave es encontrar uno de efectividad máxima, con efectos secundarios mínimos.

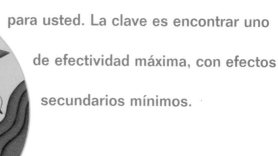

Hipertensión y medicamentos

Una vez que su médico elija el tratamiento con medicamentos para reducir su hipertensión, usted tiene dos tareas: continuar con los tratamientos que no incluyen medicamento (dieta, ejercicio, reducción de estrés, etc.) y estar dispuesto a trabajar con el médico para limitar los efectos secundarios y aumentar la efectividad del medicamento.

Los medicamentos para reducir la presión arterial se llaman antihipertensivos. Pueden ser muy efectivos no sólo para disminuir la presión arterial, sino también para reducir el riesgo de futuros problemas de salud, como ataques cardíacos y apoplejía. De hecho, podrían salvarle la vida, tal como lo han hecho con miles de personas durante las últimas dos décadas.

Los medicamentos no alivian los síntomas, pues la hipertensión no los presenta. No es como tomar una aspirina para aliviar el dolor de cabeza o un antibiótico para aliviar el dolor de garganta. Sin embargo, con el tiempo, el medicamento hará que se sienta mejor. En un estudio, las personas que tomaron antihipertensivos reportaron tener más energía, mejor estado de ánimo y salud general que quienes tomaron un placebo.

> **Punto de presión:** Si no ha logrado reducir su presión arterial sólo con los cambios en el estilo de vida, no lo tome como un fracaso personal. Los científicos creen que los genes suelen determinar si una persona necesita la ayuda de los medicamentos para reducir la presión arterial.

Las consecuencias. Los medicamentos para la hipertensión no son milagrosos. Tienen efectos secundarios y algunos causan molestias, como fatiga extrema y problemas sexuales. Sin embargo, son raros los casos en que los efectos secundarios cancelan los grandes beneficios de la medicina. A pesar de lo que haya escuchado sobre los antihipertensivos, la cura no es peor que la enfermedad. En la actualidad hay muchos más medicamentos (nueve clases) que antes para el tratamiento de la hipertensión. Cada clase de antihipertensivo trabaja sobre un sistema específico dentro del cuerpo y tiene diferentes efectos secundarios. En colaboración con el médico, debe encontrar un medicamento (o quizá una combinación de medicamentos) que sea efectivo para usted y que no le cause problemas.

¿Cuál es el mejor para usted?

Durante muchos años, las personas con hipertensión sólo tuvieron un puñado de medicamentos entre los cuales elegir. Ahora hay unos 59 medicamentos y el número aumenta (existen siete clases nuevas de medicamentos para la hipertensión en etapa experimental).

Cada uno actúa en diferente forma. Unos facilitan el bombeo del corazón, otros ensanchan los vasos sanguíneos o regulan los niveles de líquido en el cuerpo. Algunos son malas elecciones para ciertos pacientes. La gente mayor con hipertensión quizá no responda a los bloqueadores beta. Igual pasa con los atletas jóvenes que necesitan monitorear su ritmo cardíaco. Los inhibidores de la enzima convertidora de angiotensina no se recetan a mujeres embarazadas. La gente con angina e hipertensión debe tomar bloqueadores beta; los de raza negra y los ancianos deben tomar bloqueadores del canal de calcio (vea "Diferentes medicamentos para diferentes personas", pág. 205).

Doctor, tengo una pregunta...

No acepte pasivamente la prescripción de su médico. Hágale preguntas que lo ayuden a usar el medicamento con efectividad. Por ejemplo:

- ¿Por qué tomo esta medicina? ¿Cuál es el objetivo final?

- ¿Cuánto tiempo tomaré el medicamento, una semana, un mes, un año o el resto de mi vida?

- ¿Cuándo debo tomarlo?

- ¿Debo tomarlo con los alimentos? Si no, ¿cuánto debo esperar antes o después de una comida para tomarlo?

- ¿Cuáles son los efectos secundarios?

- ¿Hay algún medicamento que debo evitar mientras tomo éste? (Déle al médico una lista completa de los medicamentos que toma habitualmente; incluya los complementos herbales.)

- ¿Qué debo hacer si se me termina el medicamento?

- ¿Qué debo hacer si olvido tomar una dosis?

- ¿Tiene alguna instrucción especial para mí?

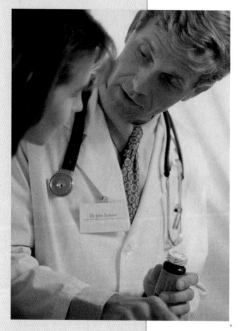

En las páginas siguientes encontrará una descripción de cada clase de antihipertensivo (todo, desde cómo funciona hasta sus molestos efectos secundarios). Lea esta información incluso si los cambios en el estilo de vida (perder peso, más ejercicio, dejar de fumar) lo están ayudando a disminuir la hipertensión. Quizá algún día necesite tomar medicamento. Si ya está tomando uno, preste atención a los detalles que haya podido pasar por alto e infórmeles a sus familiares acerca de él, para que puedan reconocer los efectos secundarios graves y buscar ayuda de urgencia si la llega usted a necesitar.

Diuréticos: la primera opción

Introducidos en la década de 1950, los diuréticos fueron de los primeros medicamentos utilizados para tratar la hipertensión arterial. Son los que más se recetan, porque son muy efectivos para muchas personas y cuestan mucho menos que algunos de los medicamentos antihipertensivos más nuevos. Si le diagnosticaron hipertensión arterial en la Etapa 1, éste puede ser el primer medicamento que le recete el médico. Muchos estudios indican que el 80% de los pacientes con hipertensión son tratados con éxito con los diuréticos. Las mujeres de raza negra y los ancianos tienden a reaccionar bien a estos medicamentos.

> **Punto de presión:** Varios estudios indican que la ingesta a largo plazo de diuréticos puede causar un aumento en la densidad ósea y una reducción general de fracturas de cadera.

Cómo actúan. Quizá escuchó referirse a los diuréticos como "píldoras de agua". Esto es porque hacen que los riñones retiren cantidades de sodio y agua del cuerpo por arriba de lo normal. Como resultado, el cuerpo produce más orina. Esto es bueno para la presión arterial, porque mientras menos líquido hay en el cuerpo, más baja ésta.

Los diuréticos actúan en un sistema complejo de pequeños tubos en los riñones, llamados nefronas, que regulan el equilibrio de agua y minerales, incluida la sal. Cada clase de diurético (tiacídico, asa y ahorradores de potasio) actúa en una parte diferente de las nefronas.

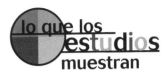

lo que los estudios muestran

▶ *Las personas con hipertensión arterial pueden reducir el riesgo de sufrir un ataque cardíaco un 36% si toman una dosis diaria de aspirina (75 mg). La aspirina puede interferir con algunos medicamentos para la hipertensión. Si ya toma antihipertensivos, consulte a su médico antes de tomar aspirina con regularidad.*

¡CUIDADO!

Mientras tome algún medicamento antihipertensivo, evite el alcohol, medicamentos no ordenados por un médico, ejercicio agotador y dietas con muy poca sal, a menos que el médico indique lo contrario.

Tiacídicos

Son los diuréticos más recetados, por varios motivos. Son relativamente económicos, pueden tomarse en una sola dosis al día y, lo más importante quizá, han demostrado ser efectivos no sólo para reducir la presión arterial sino también para prevenir un ataque cardíaco y de apoplejía.

Los tiacídicos actúan en una sección del extremo de las nefronas, donde la corriente sanguínea absorbe grandes cantidades de agua y sodio. Los tiacídicos bloquean esta reabsorción y se excreta más fluido en la orina. Los científicos creen que los tiacídicos relajan los músculos de las paredes de los vasos sanguíneos, lo cual permite que la sangre fluya con más facilidad.

Los tiacídicos suelen recetarse en dosis de 12.5 a 25 mg por día. En algunos estudios se encontró que dosis mayores de estos medicamentos (de 50 a 100 mg por día) aumentaban el riesgo de ataques cardíacos. Siga las indicaciones del médico al tomar el medicamento.

Como los tiacídicos pueden elevar el colesterol total LBD y reducir el colesterol LAD ("bueno"), es aconsejable que se haga un análisis de sangre antes de empezar a tomar el medicamento y en intervalos periódicos, para asegurarse de que la medicina no cause un efecto adverso en las grasas de la sangre.

Diuréticos y otros medicamentos

Si el médico va a recetarle un diurético, es importante que usted le pregunte si alguno de los otros medicamentos que está tomando podría disminuir la capacidad del diurético para reducir su presión arterial. Dos clases comunes de medicamentos usados por personas con artritis o problemas reumatológicos disminuyen la efectividad general de los diuréticos: los medicamentos antiinflamatorios no esteroides, como el ibuprofeno, y los esteroides.

Esto no significa que el médico deba evitar recetarle un diurético si usted toma alguno de estos medicamentos; sólo significa que el efecto podría ser distinto.

De asa

Estos diuréticos bloquean la reabsorción de sodio en un área de la nefrona llamada asa de Henle. Son más poderosos que los tiacídicos y producen una formación más rápida de orina y un mayor volumen de la orina que se excreta. Quizá el médico recomiende diuréticos asa si los tiacídicos no le dieron resultado o si tiene otro padecimiento, como insuficiencia cardíaca por congestión venosa, que hace que el cuerpo retenga líquidos.

Ahorradores de potasio

Por desgracia, además de liberar sodio, los diuréticos tiacídicos y los de asa hacen que los riñones excreten potasio y otros minerales importantes del cuerpo. (Si toma un diurético, el médico debe observar con atención sus efectos, para asegurarse de que su nivel de potasio, que sale del cuerpo con la orina, sea suficiente.) Cuando las reservas del cuerpo de estos minerales, en especial potasio, son demasiado bajas, puede experimentar varios problemas, desde debilidad y calambres musculares hasta un ritmo cardíaco irregular.

Como lo sugiere su nombre, los diuréticos ahorradores de potasio ayudan al cuerpo a excretar sal y líquidos, pero no potasio. Como los tiacídicos, actúan en una parte distante de la nefrona. Estos diuréticos son menos potentes que los tiacídicos y los de asa, y pueden causar niveles muy altos de potasio en la sangre, por lo que suelen recetarlos en combinación con tiacídicos. Si toma un diurético ahorrador de potasio, evite usar en la comida un sustituto de sal a base de potasio, pues podría causar un exceso peligroso del mineral.

> **Punto de presión:** Sea paciente al tomar medicamentos para la hipertensión, pues aunque éstos con el tiempo disminuyen la presión arterial, puede llevarle un año encontrar uno que le dé buen resultado y tenga efectos secundarios mínimos.

¡CUIDADO!

Si tiene alguna enfermedad renal, evite los diuréticos ahorradores de potasio. Elevan demasiado los niveles de potasio, lo cual ocasiona irregularidades en el corazón y otros problemas.

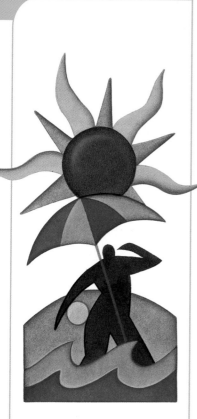

Efectos secundarios. El principal efecto secundario de los diuréticos es una mayor cantidad de orina. Por supuesto, esto es bueno porque indica que el medicamento está trabajando al liberar al cuerpo de líquidos (y así disminuir la presión arterial). Pero tienen efectos secundarios no deseados que incluyen debilidad y fatiga, mareo al estar de pie (especialmente en personas mayores), impotencia, mayor sensibilidad a la luz del sol (que puede causar eritema solar, enrojecimiento, comezón o decoloración de la piel o un cambio en la visión), gota (padecimiento doloroso en las articulaciones desencadenado por exceso de ácido úrico en la sangre), aumento ligero de los niveles de glucosa y colesterol en la sangre, y deshidratación. Consulte al médico si estos síntomas persisten o empeoran.

¡Atención! Si toma diuréticos

◗ Tome los diuréticos por la mañana; así se ahorrará uno o dos viajes al baño a medianoche.

◗ Si los diuréticos le irritan el estómago, tómelos con la comida o con leche.

◗ Limite la cantidad de tiempo que pasa bajo la luz directa del sol; si está bajo el sol, asegúrese de usar un protector solar con FPS 15, o más, y gafas para el sol.

◗ Muchos diuréticos (excepto el ácido etacrínico) son derivados de las sulfas, y las personas alérgicas a ellas no deben tomarlos.

◗ Medicamentos antiinflamatorios como ibuprofeno y esteroides restan efectividad a los diuréticos. Si los toma por artritis u otra afección, dígaselo al médico.

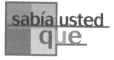

◗ *El Comité Olímpico Internacional prohibió el uso de bloqueadores beta durante sus competencias deportivas, porque estos medicamentos "pueden proporcionar una ventaja cuando la concentración y los nervios son vitales, como en el tiro con arco y el tiro".*

Bloqueadores beta: salvan el corazón

Como los diuréticos, los bloqueadores beta se han usado por décadas para tratar la hipertensión. Se desarrollaron para tratar la angina de pecho (dolor recurrente en el pecho causado por bloqueos en las arterias, lo cual reduce el flujo de sangre hacia el corazón). Los médicos descubrieron recientemente que los bloqueadores beta disminuyen también la presión arterial.

Cómo actúan. Los bloqueadores beta ayudan al corazón y reducen la presión arterial por su efecto en las estructuras dentro de las células del corazón y los vasos sanguíneos, llamadas receptores adrenérgicos beta. Al ser estimulados por las hormonas del estrés epinefrina y norepinefrina, éstos hacen que los vasos sanguíneos se contraigan y que el corazón lata con más rapidez y fuerza. Los bloqueadores beta interfieren con este proceso al fijarse en los sitios de los receptores y evitar que las hormonas afecten el corazón. Este medicamento reduce la liberación de la hormona renina, que eleva la presión arterial.

Los bloqueadores beta son útiles para hipertensos con otra enfermedad cardíaca, como angina o arritmia (ritmo cardíaco irregular). Estos medicamentos se recomiendan para personas con hipertensión que ya han tenido un ataque cardíaco. Se ha demostrado que los bloqueadores beta reducen el riesgo de tener un segundo ataque (hasta 40%, según un estudio).

> **Punto de presión:** Los bloqueadores beta se usan también para tratar glaucoma, migrañas y algunas clases de temblores. Ayudan a las personas a vencer las fobias sociales y otros tipos de ansiedad.

Un grupo selecto. No todos pueden aprovechar los beneficios de los bloqueadores beta. Como hacen latir el corazón con menos fuerza y a un ritmo más lento, son peligrosos para las personas con insuficiencia cardíaca por congestión venosa. Contraen un poco las vías respiratorias en los pulmones y no los recetan a personas con asma o enfisema. (La buena noticia para los asmáticos es que ya están disponibles ciertos bloqueadores beta llamados medicamentos selectivos beta-1, que "seleccionan" receptores en el corazón y en los vasos sanguíneos y tienen poco efecto en los pulmones. Estos bloqueadores beta selectivos tienen menos efectos adversos en el colesterol y en la glucosa en sangre que las versiones no selectivas.)

Como los bloqueadores beta reducen la respuesta del cuerpo a la epinefrina, pueden ocultar las señales de advertencia de niveles más bajos de glucosa en sangre, lo cual es muy peligroso para personas con diabetes. Las personas que padecen depresión no deben utilizar bloqueadores beta, porque los medicamentos pueden empeorar el padecimiento.

Efectos secundarios. La fatiga es el efecto secundario más común. Si practica deportes y otras actividades físicas, estos

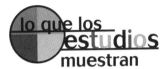

lo que los estudios muestran

▶ *Tomar bloqueadores beta para la hipertensión arterial aumenta 28% el riesgo de desarrollar diabetes, según un estudio. Si toma bloqueadores beta y tiene sobrepeso o un historial familiar de diabetes, debe preguntarle al médico si otros medicamentos pueden ser tan efectivos como éstos para tratar su hipertensión.*

medicamentos quizá no sean indicados para usted. Pregunte a su médico cuánto puede ejercitarse mientras los toma. Algunas personas experimentan mareo, en especial al ponerse de pie. (Cambiar de posición lentamente al estar sentado o de pie disminuye el mareo.) Otros posibles efectos secundarios son jadeo (en personas con pulmones sensibles a los alergenos e irritantes o con enfermedad pulmonar), reducción del deseo sexual (hombres y mujeres), impotencia, dificultad para dormir o pesadillas, acidez, diarrea, estreñimiento, gases, manos y pies fríos (en personas mayores), y aumento de peso. También pueden elevar los niveles de triglicéridos y glucosa en sangre.

Los efectos secundarios de estos medicamentos son temporales, así que llame a su médico si persisten o se agravan.

¡Atención! Si toma bloqueadores beta

- Tome el medicamento con alimentos o poco después de comer. La comida hace lenta la absorción del medicamento y ayuda a reducir los efectos secundarios.

- Tome y anote su pulso todos los días, para asegurarse de que no baje demasiado. Pregúntele al médico cuál es el pulso más bajo que usted puede aceptar. Si su pulso baja de ese nivel, llame al doctor para saber si debe tomar el medicamento ese día.

- Nunca deje de tomar estos medicamentos sin consultar al médico. Los bloqueadores beta tienen un efecto poderoso en el corazón; una suspensión abrupta de ellos podría ser peligrosa.

Inhibidores de la ECA: muy populares

A diferencia de los diuréticos o los bloqueadores beta, los inhibidores de la ECA (enzima convertidora de angiotensina) no producen fatiga, lo cual es uno de los principales motivos por los que esta clase de medicamentos se ha vuelto tan popular en años recientes para el tratamiento de la hipertensión arterial. Actúan mejor en personas que producen niveles altos de la hormona renina (padecimiento llamado hipertensión por renina). Las dosis de estos medicamentos varían mucho, ya que dependen de la gravedad de la hipertensión y de la presencia de otros padecimientos.

Cómo actúan. Los inhibidores de la ECA disminuyen la presión al interferir con la enzima renina que convierte la angiotensina I en angiotensina II, una hormona poderosa que hace que los vasos sanguíneos se contraigan y la presión arterial se eleve. La angiotensina II estimula la liberación de aldosterona, hormona que hace que el cuerpo retenga agua y sal y aumenten los niveles de la presión arterial. Los inhibidores de la ECA evitan la descomposición de bradicinina, sustancia en la sangre que dilata los vasos sanguíneos y disminuye la presión arterial.

> **Punto de presión:** Los inhibidores de la ECA son costosos, pero un estudio indicó que disminuyen el riesgo de muerte y las visitas al hospital, lo cual permite, pasados tres años, que el paciente ahorre dinero.

Los inhibidores de la ECA tienen menos efectos secundarios que otros medicamentos para la hipertensión arterial, pero no se recomiendan para todos. Si tiene una enfermedad renal grave, quizá no deba tomarlos, porque pueden causar insuficiencia renal. Un estudio reciente indicó que los inhibidores de la ECA hacen que el riñón retenga potasio, lo cual puede provocar problemas en el corazón si los niveles se elevan mucho.

Si usted es una mujer que está embarazada o que piensa embarazarse, debe evitar estos medicamentos, pues pueden hacer que los bebés nazcan con presión arterial peligrosamente baja, insuficiencia renal y otros padecimientos graves.

Los inhibidores de la ECA, a diferencia de los diuréticos y los bloqueadores beta, no elevan el colesterol en la sangre y por eso son un buen medicamento antihipertensivo para las personas con colesterol elevado. Estos medicamentos son una primera opción lógica para los diabéticos con hipertensión. Los inhibidores de la ECA mejoran la habilidad de una persona para responder a la insulina y protegen al diabético de daño renal.

Efectos secundarios. El 25% de las personas que toman inhibidores de la ECA desarrollan una tos seca persistente. Las mujeres tienen tres veces más probabilidades que los hombres de experimentar este efecto secundario. Y he aquí una ironía: el problema es peor para los no fumadores que para los fuma-

lo que los estudios muestran

▶ Los inhibidores de la ECA y los diuréticos tiacídicos son potentes para disminuir la presión arterial. Algunos estudios indican que cambiar a una dieta con poca sal puede ser tan efectivo como empezar a tomar el diurético. Si desea minimizar los medicamentos que toma y sus efectos secundarios, no olvide disminuir la sal en su dieta.

▶ Las personas que toman el inhibidor de la ECA ramipril sufren menos ataques cardíacos y apoplejía, según los hallazgos publicados en el año 2000 por los investigadores del estudio HOPE. Pero eso no es todo: las personas que toman ramipril también tienen 30% menos probabilidades de desarrollar diabetes.

dores. (A pesar de ello, si fuma, necesita dejar de hacerlo.) El cambio a otro inhibidor de la ECA suele ayudar a liberarse de la tos. Hable con su médico si presenta este efecto secundario.

Los efectos secundarios menos comunes son: erupción en la piel, disminución en el sentido del gusto e hinchazón en boca, lengua y labios, que suele presentarse con la primera dosis. Algunos expertos recomiendan una dosis de Benadryl o un esteroide para la hinchazón. Comente esta opción con el médico.

¡Atención! **Si toma inhibidores de la ECA**

◗ Los inhibidores de la ECA pueden tomarse con o sin alimentos. Algunos, como captopril y moexipril*, es mejor tomarlos con el estómago vacío, una hora antes de las comidas. Siga las indicaciones del médico.

◗ Evite tomar aspirina y otros medicamentos antiinflamatorios no esteroides, como ibuprofeno o naproxeno. Use tempra para aliviar el dolor.

Bloqueadores del receptor de angiotensina II: nuevos, efectivos, costosos

Estos medicamentos, que ganaron la aprobación de la FDA (por sus siglas en inglés, Food and Drug Administration) en 1995, se llaman también bloqueadores del receptor de angiotensina I. El primero que se aprobó fue losartán, vendido con el nombre de Cozaar y acompañado con un diurético.

Cómo actúan. Como los inhibidores de la ECA, los bloqueadores del receptor AT 1 evitan que la hormona angiotensina II actúe y contraiga los vasos sanguíneos. En lugar de bloquear la formación de angiotensina II, evitan que la hormona se adhiera a los sitios de su receptor dentro de los vasos sanguíneos. Como resultado, la angiotensina II no puede contraer los vasos sanguíneos, que permanecen abiertos, lo cual reduce la presión.

Los bloqueadores del receptor de angiotensina II tienen una ventaja sobre los inhibidores de la ECA: no causan tos. El losartán ayuda a evitar la disfunción sexual que suele acompañar a otros medicamentos para la hipertensión. Luego de 12 semanas de tratamiento con losartán, la cifra de hombres que reportaron impotencia se redujo de 75.3% a 11.1%, según un estudio.

---

* Sustancia no disponible en medicamento en México al cierre de la edición de este libro

Una de las mayores desventajas de los bloqueadores del receptor de angiotensina II es que no están disponibles en forma genérica (y no lo estarán en muchos años, excepto en el Sector Salud), lo cual los convierte en una elección costosa para tratar la hipertensión arterial. Al igual que pasa con los inhibidores de la ECA, las mujeres embarazadas o que consideran embarazarse deben evitar estos medicamentos, así como las mujeres que se encuentran en periodo de lactancia.

Los efectos secundarios sexuales

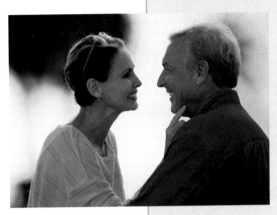

Se ha culpado a los antihipertensivos de causar problemas sexuales en hombres y mujeres. Los problemas sexuales son principalmente resultado de la hipertensión y no de los medicamentos. La hipertensión daña y contrae los vasos sanguíneos pequeños en los órganos sexuales de ambos géneros. Sin un flujo adecuado de sangre, los órganos no funcionan normalmente. Pero algunos medicamentos agravan la disfunción sexual. ¿Qué puede hacer para evitar estos efectos secundarios sexuales?

- Hable en forma abierta y honesta con el médico sobre sus preocupaciones y cualquier problema sexual que experimente (antes y después de empezar a tomar el medicamento). Usted y el médico pueden hacer una elección más acertada de la dosis y del mejor medicamento para usted.

- Discuta con el médico acerca de tomar otro medicamento que ayude a restablecer la función sexual, como el Viagra (sildenafil), la popular píldora para la impotencia masculina.

Efectos secundarios. Los bloqueadores del receptor de angiotensina II tienen menos efectos secundarios, aunque a veces originan cansancio y mareos. En pocas personas causan insomnio, diarrea, indigestión y nariz congestionada. Consulte a su médico si estos síntomas persisten o se tornan más graves.

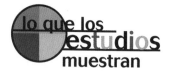

lo que los estudios muestran

▶ *Un estudio reciente indicó que las personas que tomaron algún bloqueador del canal de calcio o un diurético experimentaron cambios en el tejido cerebral; los que tomaron bloqueadores beta no presentaron esos cambios. Si experimenta cambios mentales o emocionales desagradables mientras toma un medicamento antihipertensivo, consulte al médico para saber si puede cambiar de medicamento.*

▶ *¿Los bloqueadores de los canales de calcio podrían ser la versión masculina de la píldora? Algunos investigadores opinan que es posible. Al parecer, el medicamento engruesa el esperma con colesterol, lo cual lo hace incapaz de fertilizar un óvulo. Cuando los hombres dejan de tomar bloqueadores de los canales de calcio, su esperma puede liberar el colesterol y ser de nuevo fértil.*

¡Atención! Si toma bloqueadores

○ Puede tomar estos medicamentos con o sin alimentos.

○ Para evitar un aumento peligroso de potasio en el cuerpo, no use sustitutos de sal que contengan potasio mientras tome estos medicamentos.

Bloqueadores del canal de calcio: efectivos, pero ¿seguros?

Disponibles desde 1970, los bloqueadores del canal de calcio (BCC) causaron polémica en años recientes. Algunos estudios indican que disminuyen la presión arterial y quizá no el riesgo de ataque cardíaco. Por lo general, estos medicamentos, llamados también antagonistas del calcio, no se recetan como primera opción para el tratamiento de la hipertensión, en especial a personas con insuficiencia cardíaca por congestión venosa.

Cómo actúan. Los inhibidores del canal de calcio bajan la presión arterial al bloquear las entradas a los diminutos pasajes, llamados canales de calcio, de las células musculares que rodean los vasos sanguíneos. El calcio, que contrae las células musculares, no puede entrar en los canales. Sin el calcio y las contracciones, los vasos sanguíneos permanecen dilatados y la presión arterial baja. Algunos de estos bloqueadores actúan en forma directa en el corazón, al reducir la velocidad y fuerza de bombeo de ese órgano y, de nuevo, la presión baja.

> ➤**Punto de presión:** Los bloqueadores del canal de calcio no interfieren con el calcio que se usa para formar huesos.

Como la fatiga no es un efecto secundario principal de los bloqueadores del canal de calcio, los recetan a personas con estilo de vida activo. Han demostrado ser efectivos en personas de raza negra, ancianos y en las que tienen angina de pecho. Los medicamentos antiinflamatorios no esteroides no reducen la efectividad de los bloqueadores del canal de calcio, como lo hacen otros medicamentos para la hipertensión. Si tiene arritmia o enfermedad hepática, úselos con mucha precaución.

Algunos bloqueadores del canal de calcio son de acción corta. Disminuyen la presión arterial con rapidez, en media hora, pero su efecto sólo dura unas horas. Las versiones de acción

Bloqueadores de los canales de calcio: ¿dos resultados?

Se sabe que los bloqueadores de los canales de calcio (BCC) de acción rápida aumentan 60% el riesgo de ataque cardíaco, por lo que pocos médicos los recetan, excepto en situaciones de urgencia. La seguridad de los BCC de larga duración continúa en discusión. Dos estudios indicaron conclusiones muy diferentes: uno indicó que los BCC de larga duración aumentaron 27% el riesgo de ataque cardíaco, mientras que el otro indicó que no presentaron ningún problema.

¿Ahora qué? Los investigadores esperan responder esta pregunta pronto, cuando tengan los resultados de un estudio de ocho años. Si le recetaron un BCC para la hipertensión, platique con su médico acerca de por qué éste es el mejor medicamento para usted. Su médico y usted pueden tomar la decisión de cambiar a un diurético, un bloqueador beta o un inhibidor de la ECA, igualmente benéficos y con mejor historial en cuanto a la protección del corazón.

prolongada hacen que el medicamento se absorba en el cuerpo a un ritmo más lento y permanezca activo más tiempo.

Efectos secundarios. La gente tolera bien los bloqueadores del canal de calcio, razón por la cual adquirieron gran popularidad desde su introducción. Algunas personas, empero, experimentan estreñimiento al tomarlos. Los estudios indican que las mujeres posmenopáusicas que toman BCC de corta acción tienen doble riesgo de desarrollar cáncer de mama. Otro estudio indicó que las personas que toman BCC tienen doble probabilidad de ser hospitalizadas por sangrado en el tracto gastrointestinal que las que toman bloqueadores beta.

Otros efectos secundarios son dolor de cabeza, ritmo cardíaco rápido, mareo (cambiar de posición despacio al ponerse de pie o al sentarse ayuda a reducir el mareo), náusea e hinchazón, en especial en encías, parte inferior de las piernas y tobillos.

¡Atención! **Si toma** BCC

- ◌ Evite la toronja y el jugo de toronja. Una sustancia de la toronja interfiere con la capacidad del hígado para eliminar algunos bloqueadores del canal de calcio del cuerpo. Los medicamentos permanecen en la corriente sanguínea y pueden elevarse a niveles tóxicos.

- ◌ Al tomar bloqueadores del canal de calcio con comida muy grasosa suele acelerarse peligrosamente su efecto en el cuerpo. Pregúntele al médico si debe evitar tomar su medicamento con alimentos muy grasosos.

- ◌ Alivie el estreñimiento bebiendo más agua, comiendo alimentos con mucha fibra (verduras, frutas, salvado) y haciendo ejercicio.

- ◌ Evite deshidratarse o acalorarse demasiado. Huya de los saunas, el ejercicio agotador en clima caluroso y las bebidas alcohólicas. Beba muchos líquidos.

Bloqueadores alfa: ¿dos pájaros de un tiro?

Como las personas con hipertensión arterial tienen un nivel alto de colesterol en sangre y, por ende, mayor riesgo de ataque cardíaco, ¿no sería conveniente que hubiera un medicamento que disminuyera ambos? Quizá lo hay: el bloqueador alfa.

Cómo actúan. Además de los receptores beta, tenemos nódulos llamados bloqueadores alfa. Cuando la epinefrina o la norepinefrina estimulan los nódulos, los vasos sanguíneos se estrechan. Los bloqueadores alfa evitan que el receptor alfa se una a las hormonas epinefrina y norepinefrina en las paredes de los vasos sanguíneos (sobre todo en las arterias más pequeñas). Sin esa unión hormonal, los vasos sanguíneos permanecen relajados y abiertos, y el flujo de sangre aumenta.

Los bloqueadores alfa reducen los niveles de colesterol y triglicéridos, por lo que si tiene hipertensión y un nivel alto de colesterol (en especial colesterol LBD que obstruye las arterias), estos medicamentos pueden ser doblemente benéficos. Los bloqueadores alfa son una buena opción para los hombres mayores con hipertensión que tienen hipertrofia prostática benigna. Los medicamentos demostraron que calman algunas de las dificultades para orinar asociadas con la hipertrofia prostática benigna, incluida la necesidad de ir al baño por la noche.

Diferentes medicamentos para diferentes personas

Si es...	Quizá prefiera	Quizá no prefiera
Mayor de 50 años	Bloqueadores alfa; bloqueadores beta; inhibidores ECA	Ninguno
Mayor de 65 años	Diuréticos tiacídicos; inhibidores ECA; BCC	Agonistas centrales (metildopa)
Persona de raza negra	Tiacídicos; inhibidores ECA	Bloqueadores beta
Persona de raza blanca	Bloq. beta; inhibidores de la ECA	Ninguno
Físicamente activo	Inhibidores ECA; BCC; bloqueadores alfa	Bloqueadores beta
Embarazada	Metildopa (un agonista alfa central)	Inhibidores ECA; bloqueadores del receptor de angiotensina II
Si tiene...		
Diabetes	Inhibidores ECA; dosis baja de diuréticos tiacídicos; agonistas alfa centrales; bloqueadores alfa	Dosis alta de diuréticos tiacídicos; bloqueadores beta
Insuficiencia cardíaca por congestión venosa	Inhibidores ECA; diuréticos tiacídicos	Bloqueadores beta (excepto carvedilol); BCC (excepto amlodipina)
Enfermedad cardíaca	Bloqueadores beta	Dilatadores de vasos sanguíneos
Historial de ataque cardíaco	Bloq. beta; inhibidores ECA	Ninguno
Angina	Bloqueadores beta; BCC; bloqueadores alfa	Ninguno
Nivel alto de colesterol	Inhibidores ECA; bloqueadores del canal de calcio; bloqueadores alfa	Dosis alta de diuréticos; bloqueadores beta
Problemas renales	Diuréticos de asa; inhibidores ECA; minoxidil (dilatador de vasos)	Diuréticos ahorradores de potasio
Osteoporosis	Diuréticos tiacídicos	Ninguno
Nivel alto de triglicéridos	Bloqueadores alfa	Dosis alta de diuréticos tiacídicos; bloqueadores beta
Asma	Ninguno	Bloqueadores beta
Hipertiroidismo	Bloqueadores beta	Ninguno
Glándula prostática agrandada	Bloqueadores alfa	Ninguno
Migraña	Algunos bloqueadores beta y algunos BCC	Ninguno
Historial de depresión	Ninguno	Agonistas alfa centrales; bloq. beta; reserpina (antagonista adrenérgico de acción periférica)

Pero existe una nueva preocupación sobre los bloqueadores alfa. En 2000, los investigadores detuvieron un estudio que se llevaba a cabo sobre los medicamentos para la presión arterial, porque su información indicó que el bloqueador alfa doxazosina aumentaba el riesgo de ataques cardíacos y falla cardíaca. Los investigadores aconsejaron consultar al médico antes de seguir tomando bloqueadores alfa.

Efectos secundarios. Si toma bloqueadores alfa por primera vez, quizá se sienta mareado, en especial al levantarse después de estar sentado o recostado. Incluso puede desmayarse. Esto se debe a que los bloqueadores alfa disminuyen la presión arterial con mucha rapidez (hipotensión ortostática). Para evitar este efecto de primera dosis, el médico le recetará una dosis pequeña, la cual irá aumentando a medida que su cuerpo se vaya ajustando a los efectos del medicamento.

Otros efectos secundarios posibles incluyen dolor de cabeza, ritmo cardíaco acelerado y náusea. Los bloqueadores alfa pueden perder su efectividad cuanto más tiempo los use. Esto se debe a que el cuerpo responde a la disminución de la presión arterial reteniendo más sal y agua. Con tomar un diurético junto con el bloqueador alfa se soluciona el problema. Si persiste o se agrava algún efecto secundario, consulte al médico.

¡Atención! Si toma bloqueadores alfa

- Evite conducir de 12 a 24 horas después de tomar la primera dosis de un bloqueador alfa o después de aumentar la dosis.
- Para evitar el mareo, póngase de pie lentamente.
- Tome el medicamento por la noche, antes de irse a la cama; tenga cuidado con el mareo al levantarse para ir al baño.

Agonistas alfa centrales: actúan en el cerebro

Estos medicamentos actúan directamente en el cerebro y no en los vasos sanguíneos. Evitan que el cerebro envíe impulsos nerviosos que normalmente indican a las arterias que se estrechen y al corazón que acelere su acción de bombeo.

Debido a sus efectos secundarios potencialmente fuertes (en especial mareo y somnolencia), los agonistas alfa centrales no son recetados con la misma frecuencia que antes. Sólo se recomienda su uso si otros medicamentos no han disminuido ya la presión arterial. En ciertas circunstancias, los agonistas alfa centrales aún son útiles (para personas que padecen migrañas o ataques de pánico frecuentes; por ejemplo, las que deciden dejar el alcohol o las drogas). Estos medicamentos suelen reducir los síntomas asociados con dichos padecimientos.

Un agonista alfa central, la clonidina*, ya existe en forma de un parche de uso fácil que se aplica en la piel una vez a la semana. (Estos parches son similares a los de nicotina que se usan para dejar de fumar.) Otro de estos medicamentos, la metildopa, se considera una primera opción para las mujeres embarazadas hipertensas, porque se demostró que es seguro para el bebé nonato. Hay metildopa en píldoras y en líquido.

Efectos secundarios. Además del mareo y la somnolencia, los efectos secundarios posibles incluyen náusea, ritmo cardíaco rápido, dolor de cabeza, boca seca, estreñimiento, fatiga, problemas de sueño, depresión, ansiedad e impotencia. Consulte al médico si persisten o se agravan estos síntomas.

¡Atención! Si toma agonistas alfa centrales

- Estos medicamentos pueden causar somnolencia. No conduzca hasta saber cómo le afecta el medicamento.
- Si toma la forma líquida de metildopa, asegúrese de agitarla bien antes de ingerirla.
- Deseche con cuidado los parches de clonidina* usados, pues pueden seguir conteniendo suficiente medicamento como para dañar a niños o a mascotas.
- Al dejar de usar estos medicamentos, la presión arterial puede elevarse con rapidez a niveles peligrosos. Nunca los deje sin hablar primero con el médico.

Antagonistas adrenérgicos de acción periférica: medicina potente

Estos medicamentos no actúan en el cerebro, sino en otra área o periferia del sistema nervioso, donde interfieren con la acción de las hormonas epinefrina y norepinefrina. De los tres medicamentos de esta clase disponibles en la actualidad, dos bloquean las células nerviosas (guanadrel* y guanetidina*) y evitan que se liberen las hormonas. El tercero (reserpina) evita

* Sustancia no disponible en medicamento en México al cierre de la edición de este libro

que las hormonas lleguen a sus destinos en el organismo, lo cual impide que las sustancias estrechen y endurezcan los vasos sanguíneos.

Los antagonistas adrenérgicos de acción periférica son muy potentes. El guanadrel* y la guanetidina* pueden disminuir la presión arterial con rapidez si usted se pone de pie o se ejercita. La disminución de la presión puede ser rápida y lo bastante fuerte para hacer que se desmaye. La reserpina está relacionada con la aparición repentina de una gran depresión. Por eso, estos antagonistas sólo los recetan en casos graves de hipertensión que no respondieron bien a otros medicamentos. Para combatir algunos de sus efectos secundarios, los antagonistas adrenérgicos de acción periférica suelen combinarse con otros antihipertensivos, como los diuréticos, con gran éxito.

> **Punto de presión:** La mayoría de los hipertensos olvidan tomar al menos una dosis de su medicamento cada semana.

Efectos secundarios. Además del mareo y la depresión, otros efectos secundarios de estos medicamentos incluyen boca seca, somnolencia, diarrea, congestión nasal, náusea, pérdida del apetito, congestión nasal e impotencia. Llame al médico si estos síntomas persisten o se agravan.

¡Atención! Si toma antagonistas adrenérgicos de acción periférica

- ◗ Evite estar de pie por periodos prolongados, en particular bajo el sol.
- ◗ Tómese su tiempo al levantarse por la mañana.
- ◗ Si experimenta insomnio o pesadillas o se deprime mientras toma estos medicamentos, consulte al médico de inmediato.

Dilatadores de los vasos sanguíneos

Por sus efectos secundarios graves, los dilatadores de los vasos sanguíneos se reservan para personas con hipertensión severa, cuya presión arterial no responde a otros medicamentos.

Cómo actúan. Los dilatadores de los vasos sanguíneos actúan en forma directa sobre las paredes musculares de las arterias pequeñas, las relajan y las abren para que la sangre fluya con facilidad y sin obstrucción. Son de los antihipertensivos más poderosos, con efectos secundarios potentes.

Efectos secundarios. Es común que los dilatadores de los vasos sanguíneos aceleren el corazón y hagan que el cuerpo retenga agua (dos acciones que pueden elevar y no disminuir la presión arterial). Es casi seguro que su médico le recete un bloqueador beta (para disminuir el ritmo cardíaco) y un diurético (para liberar al cuerpo de fluidos) junto con el dilatador de los vasos sanguíneos.

Otros efectos secundarios incluyen acaloramiento, mareo, pérdida del apetito, dolor de cabeza, problemas gastrointestinales, ojos llorosos, nariz tapada, erupción cutánea y sensibilidad en los senos. Un dilatador de los vasos sanguíneos, el minoxidil* (vea la pág. 244), hace que el vello crezca más grueso u oscuro; otro dilatador, la hidralazina, aumenta el riesgo de lupus, enfermedad inflamatoria en la que el cuerpo ataca sus propias células y tejidos.

> ## ¡CUIDADO!
>
> El minoxidil*, un dilatador de los vasos sanguíneos, puede empeorar la angina (dolor en el pecho) o causar otros problemas cardíacos. Si tiene algún dolor o molestia en el pecho al tomar este medicamento (o en cualquier momento), llame de inmediato al médico.

¡Atención! Si toma dilatadores

- ○ No falte a sus citas con el médico. Él le monitoreará el corazón mientras toma estos medicamentos.
- ○ Los dilatadores de los vasos sanguíneos causan somnolencia. No conduzca hasta saber cómo le afectan.

Combinados son doblemente efectivos

Si tiene hipertensión en Etapa 1 o Etapa 2, tiene 50% de probabilidades de necesitar sólo un medicamento para controlarla. Si ese primer medicamento no da resultado, el médico quizá añada uno más al tratamiento. Los diuréticos los combinan con bloqueadores beta, inhibidores de la ECA o bloqueadores del receptor de angiotensina II. Otra combinación son los bloqueadores de los canales de calcio e inhibidores de la ECA.

Los medicamentos combinados pueden ser más efectivos que uno solo, y como se usan dosis más pequeñas de cada uno, producen menos efectos secundarios. Muchas veces, los dos medicamentos están mezclados juntos en una sola píldora o cápsula, lo cual facilita tomarlos (vea la pág. 210).

* Sustancia no disponible en medicamento en México al cierre de la edición de este libro

Combinaciones excelentes

Dos medicamentos diferentes para la hipertensión arterial se mezclan en una sola píldora. Éstos son algunos ejemplos.

Combinaciones genéricas	Nombre comercial
Bloqueadores beta y diuréticos	
Atenolol (50 o 100 mg) y clortalidona (25 mg)	Tenoretic
Fumarato de bisoprolol (2.5, 5 o 10 mg) e hidroclorotiacida (6.25 mg)	Biconcor
*Tartrato de metoprolol (50 o 100 mg) e hidroclorotiacida (25 o 50 mg)	Lopressor HCT**
*Nadolol (40 o 80 mg) y bendroflumertiacida (5 mg)	Corzide**
*Clorhidrato de propranolol (40 o 80 mg) e hidroclorotiacida (25 mg)	Inderide**
*Clorhidrato de propranolol (de liberación prolongada) (80, 120 o 160 mg) e hidroclorotiacida (50 mg)	Inderide LA**
*Meleato de timolol (10 mg) e hidroclorotiacida (25 mg)	Timolide**
Inhibidores de la ECA y diuréticos	
*Clorhidrato de benazepril (5, 10 o 20 mg) e hidroclorotiacida (6.25, 12.5 o 25 mg)	Lotensin HCT**
Captopril (25 o 50 mg) e hidroclorotiacida (15 o 25 mg)	Capozide
Meleato de enalapril (5 o 10 mg) e hidroclorotiacida (12.5 o 25 mg)	Co-Renitec
Lisinopril (10 o 20 mg) e hidroclorotiacida (12.5 o 25 mg)	Prinzide, Zestoretic
Bloqueadores del receptor de angiotensina II y diuréticos	
Losartán potásico (50 mg) e hidroclorotiacida (12.5 mg)	Hyzaar
Antagonistas del calcio e inhibidores de la ECA	
*Besilato de amlodipina (2.5 o 5 mg) y clorhidrato de benazepril (10 o 20 mg)	Lotrel**
*Clorhidrato de diltiazem (180 mg) y meleato de enalapril (5 mg)	Teczem**
*Clorhidrato de verapamilo (de liberación prolongada) (180 o 240 mg) y trandolapril (1, 2 o 4 mg)	Tarka
*Felodipino (5 mg) y meleato de enalapril (5 mg)	Lexxel**
Diuréticos combinados	
Triamtereno (37.5, 50 o 75 mg) e hidroclorotiacida (25 o 50 mg)	Dyazide
Espironolactona (25 o 50 mg) e hidroclorotiacida (25 o 50 mg)	Aldazida
Clorhidrato de amilorida (5 mg) e hidroclorotiacida (50 mg)	Moduretic

FUENTE: El Sexto Reporte de Joint National Committee on Prevention, Detection, Evaluation, and Treatment of High Blood Pressure, Estados Unidos

* Sustancia no disponible en medicamento en México al cierre de la edición de este libro
** Medicamento no disponible en México en el momento del cierre de la edición de este libro

Ayuda inmediata

En ocasiones, la presión arterial alcanza niveles peligrosos y debe disminuirse de inmediato para evitar un ataque cardíaco, apoplejía u otros padecimientos graves. En estos casos, se inyecta directamente en una vena un antihipertensivo (un dilatador de los vasos sanguíneos o un bloqueador beta). El objetivo es obtener una lectura de la presión arterial de al menos 160/100. Las cifras disminuyen en forma gradual en unas horas, no en minutos; si la presión baja muy rápido, puede llegar muy poca sangre al corazón, cerebro y otros órganos.

> **Punto de presión:** La mitad de la gente que toma antihipertensivos sólo necesita un medicamento para reducir su presión arterial a niveles saludables. Otro 30% lo logra al combinar dos medicamentos.

Varios medicamentos combinados se aprobaron como primera opción para tratar la hipertensión. Incluyen Biconcor, una mezcla del diurético hidroclorotiacida y el bloqueador beta fumarato de bisoprolol, y Capozide, que combina hidroclorotiacida con el inhibidor de la ECA captopril. Los efectos secundarios (somnolencia y sensibilidad) de estos medicamentos combinados suelen ser leves y temporales.

Los problemas con las pastillas: cómo evitarlos

Los medicamentos tienen efectos secundarios potenciales y los antihipertensivos no son la excepción, aunque no todos afectan del mismo modo a quienes los toman. Usted no sabrá si tiene un problema con algún medicamento hasta que lo tome. Y si se presentan efectos secundarios, no tiene que vivir con ellos.

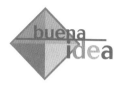

► *La disminución de la presión arterial desencadenada por medicamentos antihipertensivos puede provocar que la sangre fluya con rapidez desde la cabeza hacia otras partes del cuerpo, lo cual puede causar mareo. Si toma medicamentos y de pronto se siente débil, desfalleciente y con náusea, hasta el punto de vomitar, recuéstese de inmediato con los pies a un nivel más alto que la cabeza. Esto ayudará a que la sangre regrese a la cabeza. Si continúa sintiéndose mal, necesitará atención médica de urgencia.*

Hable con el médico. Infórmele al médico lo que siente. Existen otras opciones de medicamentos en el mercado, incluido el adecuado para usted. Pero recuerde que únicamente los médicos y otros profesionales de la salud están autorizados para recetar medicamentos y para hacer ajustes a la dosis. Si cambia o deja de tomar un medicamento recetado por su médico por consejo de un amigo u otra persona que no sea médico, puede resultar muy peligroso y, en casos extremos, puede llegar a ser fatal.

El protocolo: qué debe esperar

La primera elección del medicamento para casos no complicados de hipertensión suele ser un diurético o un bloqueador beta. Éstos son los medicamentos que tienen más tiempo en el mercado, por lo cual se sabe mucho sobre su seguridad y efectividad. Además tienden a ser menos costosos. Es posible que el médico le recete una dosis baja, que luego irá aumentando en forma gradual si su presión arterial no responde.

Si el medicamento no controla su presión arterial en un tiempo razonable o si causa efectos secundarios molestos, quizá el médico le recete otra clase de antihipertensivo, o dos o más medicamentos diferentes. Muchos tipos de ellos actúan en conjunto para disminuir la presión arterial y, a menudo, cancelan los efectos secundarios de uno y otro.

Cuando la presión está demasiado alta. Si tiene un caso grave de hipertensión, el primer medicamento que le recetarán será un agonista alfa central o un dilatador de los vasos sanguíneos; ambos reducirán su presión arterial con rapidez. Si el médico considera que su presión está peligrosamente alta (lo cual lo pone en riesgo inminente de un ataque cardíaco), es posible que lo interne en un hospital para que lo vigilen mientras su presión arterial baja. (Vea "Ayuda inmediata", pág. 211.)

Manténgase en el buen camino

El médico le pedirá que regrese uno o dos meses después de haber iniciado el tratamiento con medicamento para ver si éste está dando resultado y si usted ha experimentando algún efecto secundario. Quizá le pida que vuelva antes si tiene hipertensión en Etapa 2 o Etapa 3 u otro padecimiento importante, como diabetes o alguna enfermedad cardíaca, o si usted lo llama para reportar algún problema persistente o molesto con el medicamento, como fatiga o dolor de cabeza.

Durante esa revisión le tomarán la presión arterial al menos dos veces. También le harán un examen físico general y algunas pruebas de laboratorio rutinarias, como un análisis de sangre para ver si el medicamento influye en su química corporal (como los niveles de sodio y potasio) y de qué manera, y un análisis de orina para saber cómo están funcionando los riñones.

> **Punto de presión:** La mitad de la gente con hipertensión arterial falta con regularidad a sus citas programadas con el médico. Ésta es una de las principales razones por las cuales la gente tiene la presión arterial fuera de control.

Hable. Su tarea durante cada examen médico es compartir sus observaciones con el doctor acerca de cómo le está afectando el medicamento. También dígale cómo va progresando con sus intentos de adoptar un estilo de vida más saludable. Sea honesto. Sólo con todas las pruebas en la mano pueden usted y su médico decidir si continúa con el tratamiento actual o si necesita uno nuevo.

Una vez que su presión arterial esté bajo control, continúe con sus visitas al médico, que suelen programarse cada tres a seis meses. Nunca dude en llamar o visitar al médico para informarle sus dudas y preocupaciones. Usted tiene el derecho de estar a cargo de las decisiones que afectan su salud. Y el médico tiene el deber de darle información precisa sobre su enfermedad y permitirle participar en forma activa en su atención.

Menos puede ser más

Una vez que su presión arterial haya estado bajo control, al menos un año, hable con el médico de un tratamiento de "reducción", para disminuir gradualmente el número de medicamentos que toma o de las dosis, o quizá de ambos. El objetivo es encontrar la cantidad mínima de medicamento que necesita para mantener su presión arterial en un nivel aceptable. No todos pueden disminuir el medicamento. Sus probabilidades de disminuirlo con éxito son mayores si también hizo cambios en su estilo de vida, como controlar el peso, dejar de fumar, comer bien, limitar los niveles de sodio y mantenerse activo.

Dejar los medicamentos. Algunas personas afortunadas (la mayoría con hipertensión arterial en Etapa 1) pueden dejar de tomar medicamentos. Si el médico le permite suspenderlos, necesita estar atento para evitar regresar a los antiguos hábitos no saludables. La presión arterial suele volver a aumentar meses o años después de dejar el medicamento, en especial si las

Hierbas útiles: ajo y espino

Reductor de la presión arterial. Desde la Edad de Piedra, el ajo (*Allium sativum*) se ha usado como hierba medicinal. En el antiguo Egipto, los trabajadores de las pirámides causaban disturbios cuando no lo incluían en su comida diaria (los mantenía fuertes y sanos).

En épocas recientes, los científicos encontraron pruebas que indican que si come ajo todos los días, reduce el riesgo de enfermedad cardíaca, quizá al disminuir la presión arterial y evitar que las plaquetas obstruyan las arterias. El ajo fresco es la forma más potente. Para mantener baja la presión arterial, los yerberos recomiendan tomar de 1 a 3 dientes de ajo diarios. ¿No le agrada? Tome cápsulas de ajo; lea las etiquetas para la dosis.

Espino curativo. El espino (*Crataegus laebvigata*) es un arbusto espinoso que se usa como cerca en gran parte de Europa y es reconocido por sus propiedades saludables para el corazón. Los yerberos lo recetan como tónico para el corazón. Se cree que disminuye la presión arterial al dilatar los vasos sanguíneos.

Se puede tomar en tintura (de 10 a 20 gotas tres veces al día) o en pastillas (de 300 a 450 mg al día). Puede preparar té de espino, con sólo remojar las flores secas y las bayas en agua caliente de 10 a 15 minutos; bébalo dos o tres veces al día.

Advertencia: Si tiene algna enfermedad cardíaca, está embarazada o toma cualquier medicamento, asegúrese de hablar con el médico antes de tomar espino.

personas no continúan con un estilo de vida saludable. Asegúrese de continuar con sus visitas regulares al médico para que le tomen la presión arterial. No deje de vigilar su peso, camine 5 km cada día, cocine alimentos con poca grasa (¡sin sal!), practique sus estrategias favoritas para reducir el estrés y realice todas esas otras acciones cotidianas que lo ayudan a mantener una presión arterial saludable.

> **Punto de presión:** Haga una lista de todo lo que le han recetado y guárdela en su billetera o donde pueda encontrarla con rapidez en caso de urgencia.

No olvide sus medicamentos

Como la hipertensión arterial es un padecimiento "silencioso", sin ningún síntoma visible, es fácil que usted se olvide de tomar los medicamentos. Es posible que hasta considere adecuado descansar de ellos (cuando está de vacaciones, por ejemplo).

No se engañe sólo porque continúa sintiéndose físicamente bien cuando no toma una dosis del medicamento para la presión arterial o lo deja, pues eso no significa que su salud esté a salvo. Si deja de tomar de pronto sus medicamentos, puede ser muy peligroso. Uno de los motivos más comunes por el cual los medicamentos para la presión arterial no dan resultado es porque los pacientes no los toman como se los recetaron. Los expertos en hipertensión arterial le dirán que la mayor parte de los problemas no se deben a un padecimiento incontrolable, sino a pacientes indisciplinados.

Necesita tomar sus medicamentos como se los receten. Estos consejos lo ayudarán a lograrlo.

Siga una rutina. Ponga sus pastillas junto a algún objeto que use todos los días, como los anteojos o el cepillo de dientes. Muchos antihipertensivos de una sola dosis es mejor tomarlos con el desayuno, así que puede tenerlos en la cocina, cerca de lo que usa

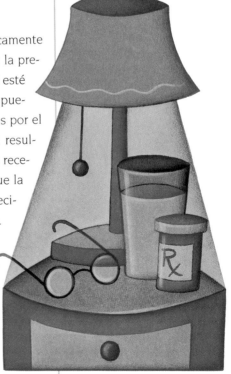

para desayunar. Los medicamentos que se toman antes de irse a la cama puede colocarlos sobre el buró, para que no se duerma sin verlos. (Asegúrese de que todos los medicamentos estén fuera del alcance de niños y mascotas.)

Ponga el despertador. Use un despertador o un reloj de pulsera con alarma que lo alerte a la hora en que debe tomar el medicamento.

Acepte un recordatorio. Pida a alguien cercano a usted que le recuerde tomar los medicamentos, al menos hasta que este hábito sea parte de su rutina diaria. Si vive solo, un amigo o pariente puede llamarlo a las horas convenidas.

Use un pastillero. Si toma más de un tipo de medicamento, compre un pastillero en la farmacia con compartimientos para cada día de la semana. Ponga en él los medicamentos cada 7 días, y lleve así un registro de las pastillas que toma y de la frecuencia con que lo hace.

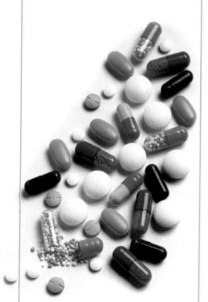

Encienda la luz. No busque los medicamentos en la noche en una habitación a oscuras. Encienda la luz para asegurarse de no tomar la píldora equivocada.

Apéguese al programa. Tome el medicamento en la dosis correcta y en el momento adecuado. Su médico (y la etiqueta del medicamento) le indicará la dosis y la hora. Si toma un medicamento antes de tiempo, puede liberarse demasiada cantidad de medicina en su organismo y tornar graves los efectos secundarios. Si lo toma después de tiempo, su presión arterial corre el riesgo de elevarse. Si tiene que tomar el medicamento dos o más veces al día, hágalo en el horario indicado en la etiqueta del medicamento o por el médico.

No cambie. Nunca cambie la dosis (no la aumente ni la disminuya) sin hablar primero con el médico. Si por algún motivo olvida tomar el medicamento, llame al doctor para saber qué debe hacer. No intente corregir el error duplicando la dosis la próxima vez que deba tomarlo.

Observe los efectos secundarios. Si los efectos secundarios son muy molestos, no dude en compartir sus inquietudes con el médico en su siguiente visita o antes.

No salga de casa sin sus medicamentos. Si va a salir de viaje en avión, guarde el medicamento (o los medicamentos) en su equipaje de mano, y en su empaque original. De esta manera, si se extravía el equipaje o si retrasan el vuelo, tendrá a la mano el medicamento y sus instrucciones.

> ➢**Punto de presión:** De acuerdo con el resultado de una encuesta, casi dos terceras partes de las personas a las que el médico receta medicamento para controlar la hipertensión arterial dejan de tomarlo (contra el consejo del médico) en un periodo de tres años.

Medicamentos que no se mezclan

Muchos de los fármacos controlados así como muchos de los que se venden sin receta pueden interferir con algunos medicamentos para controlar la presión arterial. En ciertos casos, la mezcla puede causar complicaciones que amenazan la vida. Por eso es esencial que informe al médico acerca de todos los medicamentos que toma. No consuma ninguna mediccina sin antes hablar con su doctor.

Aquí mostramos algunos (pero no todos) medicamentos comunes y sustancias que no se mezclan bien con los de la presión arterial.

Medicamentos antiinflamatorios

Los de este tipo incluyen aspirina, ibuprofeno (Motrin-IB, Advil), ketoprofeno (Profenid), naproxeno sódico (Flanax, Tandax), indometacina (Indocid) y piroxicam (Feldene). Ellos aumentan la cantidad de sal y agua que retiene el cuerpo interfiriendo así con los diuréticos. También impiden la capacidad para actuar que tienen los bloqueadores beta y los inhibidores de la ECA.

Qué hacer. Los estudios indican que si toma medicamentos para la hipertensión arterial, quizá no necesite preocuparse por el uso ocasional de medicamentos antiinflamatorios para el dolor de cabeza o el dolor muscular. Si necesita tomar medicamentos antiinflamatorios a largo plazo, como para la artritis u otro padecimiento crónico, debe hablar con el médico. Quizá él decida cambiar por otro el medicamento para la hipertensión arterial que usted esté tomando.

Medicamentos para el resfriado y la alergia

Los descongestionantes y los aerosoles nasales contienen pseudoefedrina o fenilefrina, sustancias que estrechan los vasos sanguíneos y hacen que la presión arterial se eleve.

Qué hacer. Evite o use pocos medicamentos para el resfriado y la alergia que contengan pseudoefedrina o fenilefrina.

¿Sodio en los medicamentos?

¿Sabía usted que los medicamentos comunes pueden contener niveles altos de sodio, lo cual eleva la presión arterial y afecta la efectividad del medicamento para la hipertensión arterial? Dos tabletas de Alka-Seltzer contienen 521 mg de sodio; el Bromo Seltzer tiene 717 mg. A continuación están otros medicamentos que contienen un alto contenido de sal:

- Laxantes
- Medicamentos para la tos
- Antibióticos
- Alcalinizantes
- Analgésicos
- Antiácidos
- Sedantes

Pastillas para hacer dieta

Algunos supresores del apetito o píldoras para hacer dieta contienen fenilpropanolamina, una sustancia química que afecta el medicamento para la hipertensión arterial al contraer los vasos sanguíneos y elevar así la presión arterial.

Qué hacer. Lea la etiqueta del medicamento. Evite cualquier píldora para la dieta que contenga fenilpropanolamina.

Anticonceptivos orales

El estrógeno de la píldora anticonceptiva eleva la presión arterial de algunas mujeres, a veces lo suficiente como para eliminar cualquier beneficio obtenido al tomar un antihipertensivo.

Qué hacer. Asegúrese de informarle al médico que toma píldoras. Él puede recetarle otra forma de anticonceptivo.

> **Punto de presión:** A diferencia de los anticonceptivos orales, la terapia hormonal sustitutiva posmenopáusica no eleva la presión arterial. Es más, la investigación indica que la disminuye un poco.

Corticosteroides

Estos medicamentos, que incluyen cortisona, prednisona y metilprednisolona, se usan para tratar padecimientos y enfermedades inflamatorias, como asma, artritis, afecciones de la piel y lesiones ocasionadas por el ejercicio. Se presentan en muchas formas: tabletas, inhaladores, cremas, gotas e inyecciones. El uso habitual de estos medicamentos hace que el cuerpo retenga sal y agua, lo cual interfiere con la acción de los diuréticos.

Qué hacer. No utilice estos medicamentos sin hablar antes con el médico.

Antidepresivos

Algunos tipos de antidepresivos, llamados antidepresivos tricíclicos, pueden interferir con algunos agonistas alfa centrales, como la clonidina* y la guanetidina*.

Qué hacer. Si está viendo a diferentes médicos para la depresión y la hipertensión arterial, asegúrese de que estén enterados de todos los medicamentos que toma.

Reduzca su gasto en medicamentos

Muchos medicamentos que se utilizan para tratar la hipertensión arterial son demasiado caros, en especial los más nuevos. Más aún, las estadísticas indican que 1 de cada 10 pacientes con hipertensión necesita tomar tres o más medicamentos diferentes para controlar su presión arterial.

---

lo que los estudios muestran

► *La práctica china de la acupuntura, que tiene 3,000 años, es útil para disminuir la hipertensión, según indican algunos estudios. La acupuntura (técnica que incluye la inserción de agujas muy delgadas en la piel para ajustar el flujo de energía en el cuerpo) activa las endorfinas del cuerpo, sustancias químicas del cerebro que relajan los músculos, calman el dolor y reducen la ansiedad. Estas sustancias también disminuyen la presión arterial y el trabajo del corazón. Muchos médicos se muestran escépticos, pero un estudio concluido en 2002 podría disipar las dudas acerca de la participación de la acupuntura en la reducción de la presión arterial.*

---

* Sustancia no disponible en medicamento en México al cierre de la edición de este libro

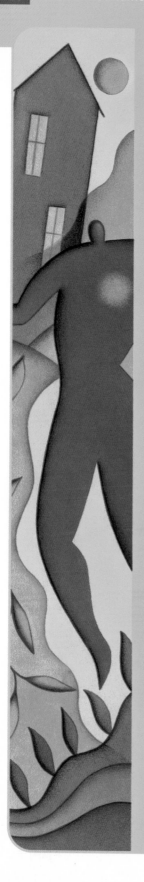

Los medicamentos son un recurso

Toda su vida, Sandra Martínez, de 62 años, tuvo una presión arterial envidiable: 110/60 mm Hg. Hace dos años, padeció estrés por un periodo prolongado. En cinco meses, su madre y su suegra fallecieron. Su esposo, Raúl, vendió su negocio, lo operaron de una rodilla y de la próstata por padecer cáncer, y tuvo aumentos de glucosa en sangre que casi lo matan. Para empeorar las cosas, compraron una casa nueva.

La presión arterial de Sandra se elevó hasta 140–160/80–100 y permaneció así mucho tiempo después de que el estrés desapareció. Compró un libro de relajación. "No dio resultado", dice ella. "Intenté controlar la situación diciéndome que debía calmarme y no permitir que los problemas me preocuparan."

Después de seis meses de intentar relajarse, el médico le recetó medicamento. La presión arterial de Sandra disminuyó a 130/80. Con la aprobación del médico, dejó los fármacos tres meses. Su presión arterial se elevó a 150/90 y volvió a tomar los medicamentos. "No quería tener apoplejía porque mi padre murió de eso", comenta ella.

Sandra no ha dejado de tomar sus pastillas, aunque su familia trataba casi todos los padecimientos sin tomar medicamento, un enfoque alentado por su "insensato" médico.

La primavera pasada, Sandra visitó una clínica para perder peso. Para ayudarla a bajar 5 kilos, la clínica estableció un programa de ejercicio que incluía caminar, andar en bicicleta y entrenamiento muscular cinco días a la semana. Ella cambió su dieta y su forma de pensar sobre algunos alimentos. "Me gusta la grasa", dice ella. "Dios no me dio las papilas gustativas para comer brócoli y calabacitas, pero hago mi mejor esfuerzo. Es difícil, pero no voy a seguir llevando veneno a mi boca si quiero cuidar mi salud."

Sandra agradece que puede seguir tomando medicamentos mientras no controle la hipertensión con dieta y ejercicio. "Los medicamentos para la presión arterial, como muchos de los medicamentos maravillosos que existen, salvan vidas."

> **Sandra tomó medicamentos porque no quería tener apoplejía.**

Sin embargo, hay varias cosas que puede hacer para reducir esos gastos sin arriesgar su salud.

Pruebe algunas muestras. Si le recetan medicamentos por primera vez, pida muestras al médico. Esto le da tiempo para ajustar la dosis, evaluar la respuesta de su organismo y observar los efectos secundarios antes de invertir dinero.

Solicite más medicamento. Cuando le den una receta, pida que se la surtan doble, así evitará el gasto de una visita adicional al médico sólo para obtener una receta escrita.

Solicite cupones. Pida al médico cupones de los que les dan los representantes médicos.

Elija genéricos. Los médicos no siempre recetan en primera instancia un medicamento genérico menos caro. Hable con el médico sobre la posibilidad de usar uno. Explíquele que usted quiere el medicamento más efectivo al menor precio.

Verifique precios. Las farmacias cobran precios distintos por los mismos medicamentos; llame por teléfono y compare los precios antes de comprar. Pregunte si la farmacia tiene un programa de comprador frecuente o tarjetas de descuento. Si tiene 60 años o más, puede solicitar su credencial de la tercera edad y comprar sus medicamentos con descuento. Ahorrará una buena cantidad al comprar en cualquier farmacia.

Compre al mayoreo. Si va a tomar un medicamento por un tiempo prolongado, considere comprarlo directamente en el laboratorio farmacéutico. Existen laboratorios que hacen descuentos en compras al mayoreo a las personas que necesitan tomar determinados medicamentos por periodos prolongados.

Parta las tabletas. Las tabletas con dosis más altas cuestan sólo un poco más que las de dosis más bajas. Puede comprar medicamentos dos veces más potentes que los que necesita y partir cada tableta a la mitad. De esta manera ahorrará dinero. Desde luego, consúltelo antes con su médico.

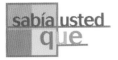

sabía usted que

▶ *Algún día, los médicos podrán elegir medicamentos para la hipertensión arterial adecuados a una constitución genética específica. Los científicos ya dieron un paso en esa dirección a principios de 2001, al reportar que las personas que tenían dos copias de un gen específico (GNB3) respondieron mucho mejor al diurético hidroclorotiacida que las personas sin ese gen. Los científicos buscan otros genes que puedan afectar la forma como actúan diferentes antihipertensivos en el organismo.*

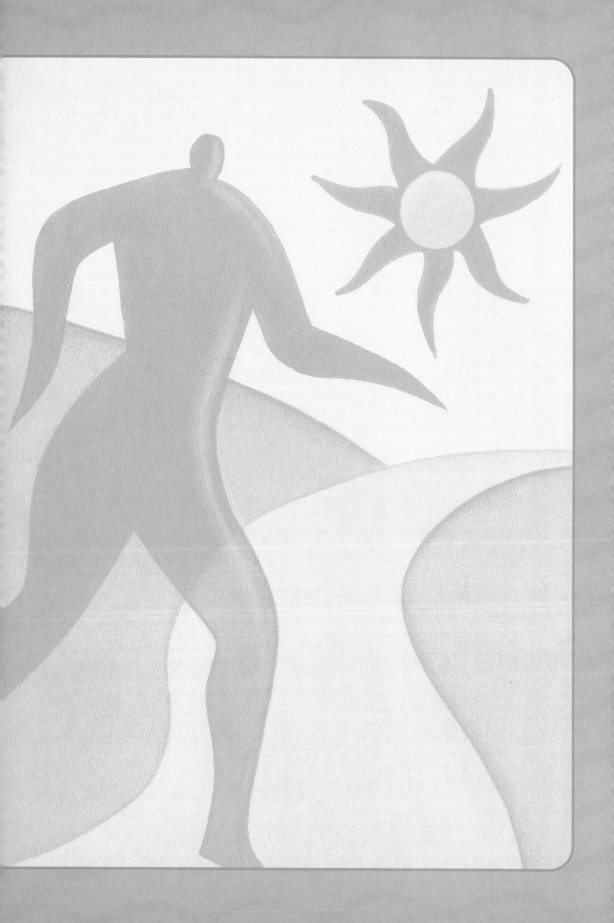

8 Siga por el buen camino

Usted está logrando algo más que sólo reducir

la presión arterial al seguir las estrategias

contenidas en este libro: está mejorando el perfil

de su salud general. Las probabilidades indican

que vivirá más tiempo y de mejor manera, y que

obtendrá recompensas diarias al apegarse a este

programa, como usar ropa de talla menor y

aumentar su energía física y mental.

Dos pasos adelante y uno hacia atrás. Espere una recaída ocasional al hacer cambios en el estilo de vida, pero no aparte la vista de la meta a largo plazo.

Acentúe lo positivo

Como seguramente ya debe saber ahora, la hipertensión arterial es un padecimiento sigiloso. Es grave e incluso amenaza la vida, pero no tiene síntomas obvios. Por ello, no es sorpresa que a muchas personas con hipertensión arterial se les dificulte cambiar su estilo de vida y tomar sus medicamentos día tras día.

Por supuesto, después de estar leyendo este libro sabe que si no se hace cargo inmediatamente de su hipertensión arterial tendrá que pagar el precio más adelante, como recuperarse de un ataque cardíaco o una apoplejía (si sobrevive a estos sucesos, claro) o padecer insuficiencia renal o ceguera.

Un esfuerzo. Aunque se esfuerce, es difícil romper con los antiguos hábitos familiares (y, aceptémoslo, a menudo disfrutables) por una predicción pesimista acerca de lo que podría sucederle en el futuro. Quiere una recompensa inmediata por sus esfuerzos, alguna prueba positiva de que su entusiasmo al cambiar su estilo de vida le está dando resultados hoy.

Es justo. Éstas son algunas de las recompensas que puede obtener después de días o semanas de adoptar y seguir con fidelidad el "Plan de acción para disminuir la presión arterial" mencionado en el Capítulo 1 y discutido con detalle en el libro.

El impacto de la hipertensión

Enterarse de que padece hipertensión puede tener efectos secundarios. Un diagnóstico de hipertensión arterial podría ser el reconocimiento de un hecho o un veredicto que lo deja abrumado. Éstas son algunas de las reacciones típicas ante la hipertensión. ¿Reconoce alguna?

1. **Negación.** El paciente se siente bien y se niega a creer que algo pueda estar mal. Rechaza el diagnóstico y no regresa con el médico que se lo hizo.

2. **Culpa.** Algunos culpan al trabajo, al jefe o a una persona externa, en lugar de actuar para disminuir la presión arterial.

3. **Paralizado por el temor.** Después del diagnóstico de hipertensión arterial, a algunas personas las domina el temor de morir o de que sus hijos también la padezcan.

4. **Preocupación.** Otros pacientes se preocupan por su salud en general y buscan afirmación constante de que estarán bien.

5. **Tomar medidas.** Algunos consideran un diagnóstico de hipertensión arterial como un llamado a la acción y hacen cambios en el estilo de vida que ayudan a controlar el padecimiento. Este grupo tiene mayor probabilidad de manejar su padecimiento.

> Tendrá más energía.

> Mejorará su estado de ánimo.

> Dormirá mejor.

> Podrá pensar con mayor claridad.

> Su vida sexual mejorará.

> Se sentirá más relajado y con mayor capacidad para dominar el estrés.

> Podrá usar de nuevo la ropa que no había usado en años.

> Y su presión arterial disminuirá.

Tenga en cuenta estas recompensas mientras trabaja para lograr su objetivo de disminuir la presión arterial. Quizá requiera copiar la lista y pegarla en un espejo, en el refrigerador o en otro sitio visible. Concentrarse en lo que obtiene (todos los beneficios mencionados en la pág. 225) y no en lo que renuncia (cigarrillos y alimentos salados) es una forma excelente de permanecer motivado y alcanzar sus metas.

Encuentre motivación

Todos sabemos que es más fácil hablar de cambios que hacerlos. ¿Cómo motivarse y mantenerse así para hacer cambios en su comportamiento? He aquí algunos consejos de los expertos:

Nunca deje de aprender

Mientras más sepa sobre la hipertensión arterial, más entenderá por qué es muy importante controlarla y mayor será la posi-

Últimas noticias: estudios que debe conocer

Éstas son descripciones de dos pruebas importantes sobre la hipertensión arterial cuyos resultados finales se reportarán en los próximos años; son resultados que pueden afectar su tratamiento.

ALLHAT (por las siglas en inglés de Antihypertensive and Lipid-Lowering Treatment to Prevent Heart Attack Trial). Este estudio se está llevando a cabo en los consultorios de 600 médicos y en clínicas de Estados Unidos, Puerto Rico, las Islas Vírgenes y Canadá. Uno de los objetivos del estudio es determinar si nuevos tipos de medicamentos antihipertensivos, que en general son más costosos, son tan efectivos como los diuréticos para disminuir el riesgo de enfermedad cardíaca.

AASK (por las siglas en inglés de African American Study of Kidney Disease and Hypertension). Esta prueba de siete años es el primer estudio importante de enfermedad renal entre las personas de raza negra que viven en Estados Unidos. Se espera que responda dos preguntas básicas: ¿cuál es el mejor nivel de presión sanguínea para prevenir el daño renal? y ¿cuál de los tres tipos de medicamentos (un bloqueador beta, un bloqueador de los canales de calcio o un inhibidor de la ECA) es mejor para el tratamiento de la hipertensión arterial en personas de raza negra que viven en EUA? El estudio está por terminar y pronto se conocerán sus resultados.

bilidad de que permanezca motivado para hacerlo. Leer *Controle su hipertensión* es un buen primer paso en el proceso de aprendizaje. Manténgase informado. Esté al tanto de las últimas noticias sobre la hipertensión arterial en periódicos, revistas e Internet y consulte los recursos disponibles después de este capítulo. Hágale preguntas al médico durante sus visitas.

Piense a corto plazo

Su objetivo a largo plazo, por supuesto, es disminuir su presión arterial a niveles normales. Ése es un objetivo realista. Pero no es realista pensar que lo logrará de inmediato o que va a cambiar una vida de hábitos no saludables de la noche a la mañana. Por desgracia, el cambio es más difícil que eso.

Para hacer cambios permanentes en el estilo de vida, fíjese metas a corto plazo. Respecto al ejercicio, si ha sido sedentario durante los últimos 20 años, no se fije la meta de correr 5 km al final de la semana. Fije un programa para caminar y luego empiece a correr en forma gradual. Establezca metas de tiempo y distancia a la semana que sean realistas y que pueda alcanzar. Si se traza metas a corto plazo (añadir 10 minutos cada semana al tiempo que camina o corre diario) y metas a largo plazo (correr 5 km), logrará el éxito más pronto y permanecerá motivado para continuar con los cambios saludables.

Crea en sí mismo

Los investigadores descubrieron que las personas que creen que tendrán éxito en una actividad particular tienen mayor probabilidad de continuarla. Así que el éxito de su cambio de comportamiento depende no sólo de que sepa que esa acción lo ayudará a disminuir su presión arterial y beneficiará su salud, sino también de que usted crea que realmente puede lograrlo.

Si le falta confianza en sí mismo (quizá porque fracasó antes al intentar hacer cambios importantes en su estilo de vida), busque inspiración en otras personas. Localice a alguien que haya logrado lo que usted intenta hacer y úselo como modelo. Indague cómo logró cambiar sus hábitos cotidianos y pregúntele qué le dio resultado. Aprenda de la experiencia de esa persona lo que considere que lo ayudará. Hablar con gente que ha logrado adoptar comportamientos saludables puede darle el conocimiento y la confianza que necesita para triunfar.

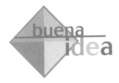

buena idea

▶ *Para que se ayude a dejar un antiguo mal hábito, escriba un diario durante una o dos semanas. Cuando beba demasiado, coma alimentos no indicados, encienda un cigarrillo o tenga cualquier otro comportamiento que intente cambiar, anote las circunstancias. ¿Dónde estaba? ¿Quién estaba con usted? ¿Cómo se sentía? Después de unos días, podrá reconocer lo que suele desencadenar su comportamiento.*

> **Punto de presión:** Haga que sus objetivos sean sencillos, mensurables, alcanzables, realistas y orientados al tiempo.

Conviértalo en un esfuerzo de grupo

Actuar solo es la forma más difícil para lograr el cambio. Tendrá mucho más éxito en lograr cambios importantes en su estilo de vida si trabaja con otras personas. Para que se inspire, y para que transpire, únase a un club para caminar o a un grupo de apoyo para perder peso o tome una clase semanal de yoga. Puede formar con sus amistades su propio grupo de apoyo.

Pasos pequeños hacia una mejor salud

Los objetivos se logran mejor con una serie de pasos pequeños fáciles de lograr. Éstos son algunos ejemplos:

Si quiere obtener información: "Iré a la biblioteca una hora esta semana y leeré más sobre mis medicamentos para la presión arterial." "Buscaré en Internet otros menús similares a los de DASH."

Si desea ejercitarse más: "Esta semana haré tres sentadillas y tres planchas más que la semana anterior." "Caminaré 10 minutos más al día cada semana, durante el próximo mes."

Si desea reducir la sal: "No añadiré sal a ninguna comida esta semana." "Compraré sustitutos de sal para tres de los alimentos que suelo comer."

Si desea perder peso: "Esta semana escribiré en un diario todo lo que como." "Cocinaré tres comidas DASH esta semana." "Cambiaré de leche entera a leche semidescremada."

Si desea apoyo social: "Me inscribiré en una clase para cocinar con poca grasa." "Haré citas con amigos para caminar tres días esta semana."

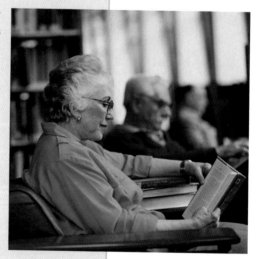

El apoyo de su familia, en especial de los que viven con usted, también es vital. Ellos necesitan comprender lo importante que es para usted reducir su presión arterial (pídales que lean este libro) y que se muestren entusiastas y lo apoyen en sus esfuerzos para lograr ese objetivo. Sin embargo, si no tiene apoyo de su familia, no ceda en sus esfuerzos para tener bajo control su presión arterial. Encuentre a otras personas que lo apoyen y continúe trabajando para lograr sus metas.

Espere retrocesos

Si tiene un retroceso en sus intentos por lograr cambios saludables en su vida (y tenga la seguridad de que lo tendrá), no lo considere como una sentencia de muerte, sino como un problema que debe solucionar. Identifique lo que causó el retroceso y haga un plan para ver cómo lo manejará en el futuro. Asegúrese de no caer en la trampa mental de "todo o nada". Si comió comida rápida grasosa en el almuerzo, eso no significa que deba abandonar su plan de comida saludable por el resto del día o la semana. Si no hizo ejercicio unos días, eso no significa que debe volver a ser sedentario.

Cuando falle y recaiga en antiguos hábitos no saludables, perdónese. Luego, vuelva a la carga y motívese de nuevo. La hipertensión arterial es un padecimiento que tendrá toda la vida. Lo importante no es lo que hace o no hace en un día particular, sino lo que logra día a día por el resto de su vida.

Apéguese al programa

El manejo exitoso de su hipertensión arterial depende de sus elecciones diarias y de su habilidad para apegarse al programa de tratamiento. Vea cómo responde a estas preguntas: ¿Tengo que ir al gimnasio hoy para ejercitarme? ¿No hay problema si no tomo mi medicamento para la hipertensión sólo en esta ocasión?

A algunas personas se les facilita más que a otras resistir la tentación y hacer elecciones saludables día a día, semana tras semana, mes tras mes. Después de entrevistar a más de 700 personas, un investigador descubrió que quienes padecen hipertensión arterial tienden a encajar en cuatro grupos distintos según su capacidad (o su incapacidad) para controlar la hipertensión arterial. ¿En qué grupo encaja usted?

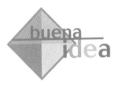

buena idea

▶ *Para ayudarse a iniciar nuevos hábitos saludables, siéntese y haga una lista de todas las barreras que le han impedido lograr las metas deseadas. Ahora divida su lista en dos columnas: "Puedo controlarlo" y "No puedo controlarlo". Tal vez se sorprenda al enterarse de que la mayoría de sus barreras corresponderán a la columna "Lo puedo controlar". Idee formas para eliminar o minimizar esas barreras. Si se le dificulta este proceso, pida ayuda a un amigo o a alguien de su familia.*

Grupo A: Las personas de este grupo controlan su hipertensión arterial con una combinación de cambios en el estilo de vida y medicamento. Algunas prefieren adoptar hábitos saludables para controlarla y otras dependen más de sus medicamentos, pero todas desean hacer ambas cosas si es necesario.

Grupo B: Sus integrantes dependen más del medicamento para controlar la presión arterial. Toman los medicamentos como se los recetaron y se esfuerzan un poco para hacer cambios en el estilo de vida. Sin embargo, es más probable que fumen y beban que las del Grupo A, y menos probable que se ejerciten.

Grupo C: Este tipo de personas olvidan tomar el medicamento. Tienden a no fumar ni beber, pero suelen estar obesas y se les dificulta lograr cambios en el estilo de vida.

Grupo D: Formado principalmente por hombres, es menos probable que este grupo tome medicamentos para la hipertensión. Si empiezan a tomarlos, es muy probable que cambien o dejen de tomarlos sin informárselo al médico. Hay mayor probabilidad de que este grupo fume y no controle su dieta.

La investigación del doctor Weir indicó que la gente de los Grupos A y B tiene mejores resultados en su salud que la que integra los otros dos grupos. El grupo óptimo es el A, el cual incluye a la gente comprometida en adoptar hábitos saludables y en tomar los medicamentos necesarios.

> **Punto de presión:** Más de una tercera parte de la gente con hipertensión arterial cree que su presión arterial está bajo control, cuando no es así.

A mucha gente puede parecerle una tarea imposible pertenecer al Grupo A, en especial si pasó gran parte de su vida esforzándose para lograr sólo un cambio saludable, como perder peso, hacer ejercicio o dejar de fumar. Ahora, debido a su hipertensión arterial, le dicen que debe hacer muchos cambios (perder peso, dejar de fumar, alterar su dieta, reducir el estrés, etc.) y cada uno de ellos le parece casi imposible de lograr.

¿Cómo podrá lograr con éxito todos esos cambios que parecen tan difíciles? Dando un solo paso a la vez.

Cambie sus hábitos para siempre

El cambio es un proceso con varias etapas distintas. Cada una es importante, porque ayuda a prepararnos para la siguiente. Contrario a lo que quizá piense, el cambio no se inicia con la acción. No es probable que tenga éxito por mucho tiempo si intenta cambiar hábitos arraigados de un día a otro. (Casi todas las resoluciones de Año Nuevo desaparecen tan rápido como el champán descorchado.) Necesita prepararse para el cambio importante si desea que éste perdure.

James Prochaska, psicólogo en comportamiento, identificó y les dio nombre a seis etapas del proceso de cambio. La clave de su éxito futuro para disminuir su presión arterial puede ser tan sencilla como determinar en qué etapa está y fijar las metas apropiadas. He aquí la descripción de cada una de las etapas y las estrategias para que progrese en ellas.

Etapa 1: Precontemplación

Cuando está en esta etapa, no tiene intención de hacer un cambio pronto, al menos no dentro de los próximos seis meses. Quizá no comprenda la necesidad de cambiar o tal vez intentó hacerlo muchas veces y se desmoralizó por su incapacidad para lograrlo. Tiende a ser negativo (no desea leer, hablar ni pensar sobre el vínculo entre sus comportamientos en su estilo de vida y su problema de salud, en este caso, la hipertensión arterial). Como no puede darse el lujo de fracasar en esta etapa, se siente seguro al no tomar ninguna acción.

Estrategias para actuar. Usted no reconoce que su hipertensión arterial es un problema, y quizá se le dificulte pasar de esta etapa. El consejo amable de amigos y familiares puede ayudarlo a estar consciente de la necesidad de cambiar, pero es más probable que despierte su propia conciencia respecto al asunto, como resultado de algo que leyó (este libro) o escuchó (la noticia del ataque cardíaco de un amigo). Por supuesto, puede adquirir conciencia de su problema y salir de esta etapa al sufrir un ataque cardíaco o una apoplejía.

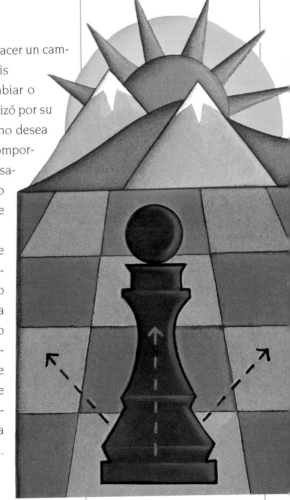

Etapa 2: Contemplación

Reconoce y acepta el hecho de que tiene un problema de salud que necesita cambiar. Está consciente de los pros del cambio, pero también lo está de los contras. Aunque planea cambiar pronto (al menos dentro de los próximos seis meses), siente que lo invade la ambivalencia al respecto. Por este motivo, es muy fácil quedar atrapado en esta etapa por un periodo largo. Quizá espere en secreto que su presión arterial mejore sin ningún esfuerzo de su parte o tal vez espere el "momento adecuado" para iniciar su plan de acción.

Estrategias para actuar. Siga siendo más consciente. Lea todo lo que pueda acerca de los beneficios de disminuir la presión arterial y adoptar un estilo de vida más saludable. Hable con otras personas que hayan tenido éxito. Haga una lista de los "contras" si continúa con su comportamiento actual. Luego anote los "pros" que puede esperar si cambia su estilo de vida. Sea específico.

Etapa 3: Preparación

Tiene planes para cambiar su estilo de vida de inmediato, al menos durante el siguiente mes. Hizo planes específicos para empezar, quizá se inscribió en un club deportivo, compró un libro para cocinar con poca grasa o se unió a un grupo para dejar de fumar. Está listo y entusiasmado por empezar.

Estrategias para actuar. Comunique a otras personas sus planes y pídales apoyo. Compre una libreta o un diario para detallar su plan de acción y anotar sus avances.

Etapa 4: Acción

Ahora está cambiando su comportamiento (reduce la sal en su dieta, se ejercita todos los días, baja de peso, etc.). Tal vez se esfuerza por mejorar algunos hábitos o se concentra en modificar sólo uno, pero actúa en una forma que puede medir. La medida (kilómetros caminados, kilos perdidos) es importante para asegurar que ocurra el cambio. La etapa de acción es en la que más se trabaja y la que más notan los demás. También es la etapa en la que necesita estar más atento para no retroceder.

Estrategias para continuar. Permanezca comprometido con el cambio. ¿Qué lo animará? Fije un sistema de recompensas, como comprar ropa nueva cuando pierda cierto número de kilos. Aprenda a sustituir un comportamiento no saludable por uno que sí lo sea. Camine en lugar de encender un cigarrillo. Modifique su medio ambiente para que sea más fácil cambiar, quizá reemplazando la comida chatarra con mucha grasa que tiene en la cocina por alimentos con poca grasa. Permanezca en contacto constante con su grupo de apoyo. Si tiene a alguien que lo anime en los momentos de debilidad, eso puede ayudarlo a evitar un retroceso.

Etapa 5: Mantenimiento

Los cambios que estableció en la etapa 4 deben convertirse en hábitos cotidianos. Debe concentrarse en evitar un retroceso. Mientras más tiempo esté en la etapa de mantenimiento, menos probable será que retroceda.

Estrategias para actuar. Continúe con la estrategia de la etapa 4. Evite sentirse demasiado seguro, pues eso puede debilitar su resolución. Haga una lista de todas las cosas buenas que tuvo como resultado de los cambios que hizo. Coloque esa lista donde pueda verla a menudo. Apoye a quienquiera que desee cambiar a un estilo de vida más saludable. También continúe fijándose nuevas metas.

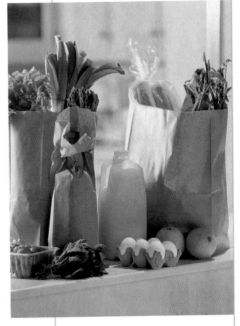

Etapa 6: Terminación

No todos los psicólogos creen que cualquiera termina realmente el proceso de cambio. Prochaska piensa que algunas personas llegan a un punto en que ya no se sienten tentadas a volver a la situación anterior. En esta etapa, por ejemplo, usted no aceptaría un cigarrillo si se lo ofrecieran. O no podría imaginarse dejando el ejercicio más de un día o dos. Sin embargo, Prochaska también nota que pocas personas "que cambian" (quizá sólo 20%) llegan a esta etapa. Algunos cambios de comportamiento tienen mayor probabilidad que otros de llegar hasta aquí. Por ejemplo, la mayoría de los fumadores que dejan de fumar finalmente llegan a la etapa de Terminación.

Estrategias para permanecer aquí. Si en verdad terminó con un comportamiento, no necesitará ninguna estrategia porque no se sentirá tentado a volver a los viejos hábitos. Tenga cuidado, pues podría pensar que llegó a esta etapa cuando aún está en Mantenimiento: todavía lo tientan los antiguos hábitos, pero está decidido a no ceder ante ellos. Apéguese a las estrategias indicadas en la etapa 4. ¡Pero no se olvide de disfrutar su éxito!

Recaída: siga adelante

Puede volver a una etapa anterior en cualquier punto del proceso de cambio. Por ejemplo, quizá usted se esté preparando para ejercitarse y se inscriba en un club para caminar, pero luego descubre que su vida está demasiado ocupada para hacer ese compromiso que le quita tanto tiempo y de todas maneras no está muy seguro de necesitar el ejercicio. Acaba de retroceder de la etapa 3 (Preparación) a la etapa 2 (Contemplación).

Una recaída total ocurre cuando regresa de la etapa de Acción o Mantenimiento a una anterior. Las recaídas son muy comunes, así que no se desanime si sufre alguna.

> **Punto de presión:** Casi toda la gente pasa por el proceso de cambio varias veces, antes de adoptar en forma permanente un nuevo comportamiento o hábito.

Cuando recaiga, reconozca lo sucedido y trabaje con estrategias que lo ayudarán a seguir adelante de nuevo. Aprenda de la experiencia. Si volvió a fumar, ¿qué hizo que encendiera un cigarrillo? ¿Cómo puede evitar esa situación en el futuro? Si dejó de hacer ejercicio, pregúntese por qué. ¿Cómo puede romper esas barreras?

¿Está listo para algunos cambios?

Una valiosa herramienta, la Regla de la Disposición para Cambiar, lo ayudará a determinar si está listo para hacer un cambio de estilo de vida. Fue desarrollada por expertos en el comportamiento para ayudar a personas que piensan hacer cambios relacionados con la salud (como perder peso o dejar el alcohol) a seguir hacia sus objetivos. Conozca su disposición para hacer lo necesario para reducir su presión arterial marcando en la siguiente regla dónde encaja su actitud.

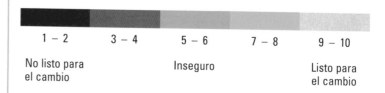

| 1 – 2 | 3 – 4 | 5 – 6 | 7 – 8 | 9 – 10 |

No listo para el cambio   Inseguro   Listo para el cambio

Mientras más a la derecha esté su marca, mayor es la posibilidad de éxito para cambiar sus hábitos. Si su marca está en algún punto a la izquierda de "listo", ¡no deje de hacer el intento de alcanzar sus metas! Sólo necesita hacer un poco de trabajo preliminar para que su marca quede en el recuadro "listo". Responda las siguientes preguntas que se relacionen con usted.

La evolución del cambio

Éstos son los cambios mentales que hará a medida que los cambios programados en el estilo de vida se arraiguen:

■ "No voy a pensar en eso."

■ "Sopesaré los pros y los contras."

■ "Intentaré algunos cambios y decidiré cómo actuar en las situaciones realmente difíciles."

■ "¡Lo estoy logrando!"

■ "Hice el compromiso de cambiar parte de mi vida."

Uno a dos

¿Por qué piensa que no está listo para adoptar un estilo de vida más saludable?

¿Qué necesita suceder para que empiece a pensar en cambiar?

¿Qué pasos puede dar para hacer que suceda al menos un cambio? Ponga esos pasos en el orden en que los necesitaría y anote la fecha en que dará el primero de ellos.

Tres a cinco

¿Por qué sería bueno el cambio para usted? Sea específico.

¿Qué barreras impiden que cambie?

¿Qué pasos necesita dar para terminar sólo con una de esas barreras? Ponga esos pasos en el orden en que los necesitaría y anote la fecha en que dará el primero de ellos.

Seis a nueve

¿Qué cambios en el estilo de vida ya hizo?

¿Cuáles están dando resultados? ¿Cuáles no?

¿Qué cosa distinta podría hacer para que todos sus esfuerzos por cambiar tengan éxito?

Un 10 perfecto

¡Muchas felicidades! ¿Qué lo ayudó a hacer y a mantener los cambios?

¿Qué otra cosa lo ayudaría?

¿Qué situaciones lo ponen en riesgo de recaer en antiguos hábitos no saludables?

¿Cómo se ayudaría a evitar esas situaciones? Sea específico.

¡Bravo por usted!

Sí, la hipertensión arterial es un padecimiento grave. Sí, es incurable. Sí, tendrá que controlarla durante el resto de su vida. Por otra parte, usted ya está más al cuidado de su salud de lo que cree. Tiene el poder de asegurar que el resultado de controlar su hipertensión arterial sea positivo.

> **Punto de presión:** Si sigue las estrategias y los consejos ofrecidos en este libro (y las indicaciones del médico), tendrá la posibilidad de sentirse tan bien y con la misma expectativa de vida que sus amigos que no tienen hipertensión arterial.

Recuerde que hay muchas buenas noticias acerca de este padecimiento: se puede controlar (quizá sea el padecimiento crónico que mejor se trata). Y el tratamiento, que consiste principalmente en ponerlo a usted en forma, enriquecerá y dará vigor a su vida. De hecho. tener hipertensión arterial quizá podría resultar lo mejor que le ha sucedido.

Estilo de vida más medicamento. Necesitará esforzarse. Tendrá que dejar algunos hábitos "malos" y adoptar unos nuevos y saludables. Hay mucho optimismo en relación con el medicamento: junto con las nueve clases de medicamentos antihipertensivos ya existentes, hay siete clases más en investigación: abridores de los canales de potasio, agentes relacionados con la serotonina, agonistas de la dopamina, inhibidores de la renina, imidazolinas, inhibidores de la endopeptidasa neural y antagonistas del receptor de endotelina.

Cuanto más, mejor. El resultado final es que tendrá una probabilidad mayor de disminuir los niveles de su presión arterial con la introducción de estos medicamentos. Dos personas pueden tener el mismo grado de elevación de la presión arterial, pero por dos motivos muy diferentes. Cada una necesita un medicamento hipertensivo que trate la causa de su hipertensión. Cuanto mayor sea la variedad de medicamentos disponibles, más probabilidad habrá de encontrar el medicamento adecuado para la persona adecuada. A pesar de todo, la hipertensión arterial a veces puede ser de difícil control; así que no se sorprenda si usted se siente desanimado de vez en cuando. Sea paciente y no deje de perseverar.

Usted puede hacerse cargo de su presión arterial alta. La recompensa es enorme: una vida activa, sana y prolongada. Ahora, si tiene en mente esa gran recompensa, ¿hay algún motivo que pueda justificar el hecho de que no atienda su padecimiento, hoy, en este momento? Nosotros creemos que no.

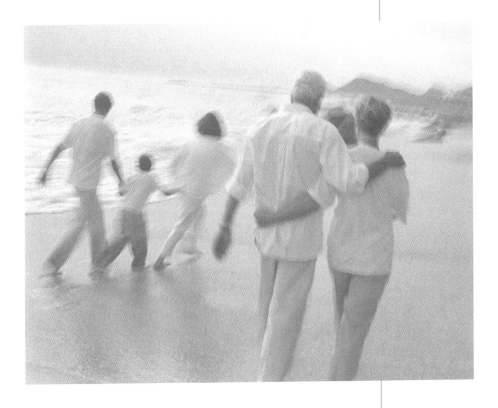

Organizaciones y asociaciones de ayuda

Los siguientes datos son útiles para completar la información acerca de la hipertensión y los aspectos relacionados con ella, o como ayuda para hacer cambios en su estilo de vida.

La hipertensión y el corazón

Hospital Cardiológica Aguascalientes
Ecuador 200, Fracc. Las Américas,
Aguascalientes, Ags., 20230
(449) 915–4000
info@cardiologica.com.mx
www.cardiologica.com.mx

Instituto Cardiovascular de Guadalajara
Hidalgo 930, Artesanos,
Guadalajara, Jal., 44290
(33) 3827–1668, (33) 3827–1669
www.icg-mex.com

Instituto Nacional de Cardiología
Ignacio Chávez
Juan Badiano 1, Sección XVI,
México, D.F., 14080
(55) 5573–3579
www.cardiologia.org.mx

National Hypertension Association
(Asociación Nacional de Hipertensión)
324 East 30th St.
New York, NY 10016
212–889–3557
www.nathypertension.org

Sociedad Mexicana de Cardiología
info@smcardiologia.org.mx
www.smcardiologia.org.mx

Cambios en el estilo de vida

Alcohólicos Anónimos Grupo 24 Horas
Zamora 159, Condesa, México, D.F., 06140
5286–1576, 5286–2046
Oficina de Servicios Generales
Huatabampo 18, Roma Sur,
México, D.F., 06760
(55) 5264–2406, (55) 5264–2588
www.alcoholicos-anonimos.org.mx

Clínica de Tabaquismo del Instituto Nacional
de Enfermedades Respiratorias (INER)
Tlalpan 4502, Sección XVII,
México, D.F., 14080
(55) 5666–4539
www.iner.gob.mx

Comisión Nacional del Deporte (CONADE)
Camino a Santa Teresa 482, Peña Pobre
México, D.F., 14000
(55) 5927–5200
www.conade.gob.mx

Consejo Nacional contra las Adicciones
(CONADIC)
Paseo de la Reforma 450, Juárez,
México, D.F., 06600
(55) 5208–1040, (55) 5208–2426,
01–800–911–2000
www.conadic.gob.mx

DASH Diet (Dieta DASH)
www.dash.bwh.harvard.edu

Weight Watchers
Barranca del Muerto 210, Planta Baja,
Guadalupe Inn, México, D.F., 01020
(55) 5611–8303
www.cuida-kilos.com.mx

Otras

Asociación Mexicana de Diabetes
Topógrafos 7, Planta Baja, Escandón,
México, D.F.
(55) 5516–8700, (55) 5516–8729
www.geocities.com/diabetesac

Asociación Mexicana de Diabetes en
Jalisco, A.C.
Mexicaltzingo 2176,
Las Américas, Guadalajara, Jal., 44150,
Tel. y fax (33) 3563–6182

Asociación Mexicana de Diabetes en
Querétaro, A.C.
Fray Pedro de Gante 41, Cimatario,
1ª Sección, Querétaro, Qro., 76030
(442) 213–6976, fax (442) 212–1495

Asociación para Evitar la Ceguera en México
Vicente García Torres 45 y 46, Coyoacán
México, D.F., 04030
(55) 5658–5241, (55) 5554–8519

Federación Mexicana de Diabetes, A.C.
Topógrafos 7, piso 4, Escandón,
México, D.F.
(55) 5277–9549, (55) 5277–9794
www.fmdiabetes.com

Instituto Nacional de Ciencias Médicas y
Nutrición Salvador Zubirán
Vasco de Quiroga 15, Tlalpan, México, D.F.
(55) 5573–1200
www.innsz.mx

Instituto Nacional de Perinatología
Montes Urales 800, Lomas Virreyes
México, D.F., 11000
www.inper.edu.mx/indexmp.html

National Stroke Association (Asociación
Nacional de Apoplejía)
9707 East Easter Lane
Englewood, CO 80112–3747
800-STROKES (800–787–6537)
www.stroke.org

Servicios Médicos Urológicos
Durango 290-201, Roma
México, D.F., 06700
(55) 5553–8604
www.smuro.com

Sociedad Mexicana de Nutrición y
Endocrinología
Ohio 27, El Rosedal, México, D.F.
(55) 5213–3767, (55) 5213–1352
sociedad@smne.org.mx

Misceláneas

Centro de Investigación y Tratamientos
Depresivos
Aristóteles 132, Polanco, México, D.F., 11550
(55) 5280–3072, (55) 5280–3197

Centro Relax Total
Benjamín Hill 900–907, Condesa, México, D.F.
(55) 5271–9704

Clínica Especializada en Epilepsia y Sueño
Camino a Santa Teresa 1055, Héroes de
Padierna
México, D.F., 10700
(55) 5568–8733
www.epilepsia.com.mx

Clínica Spassio (relajación)
Insurgentes Sur 949-902, Nápoles,
México, D.F.
(55) 5682–3311

Medicamentos para la hipertensión: un vistazo

Medicamento genérico	Marca	Dosis	Costo relativo
Diuréticos tiacídicos			
Clortalidona	Higroton, Thalidone*	12.5 a 50 mg/ 1 vez al día	$$$
Hidroclorotiazida	Diclotoide HydroDiuril*, Oretic*, Microzide*	12.5 a 50 mg/ 1 vez al día	$$$
Hidroflumetiazida	Diucardin*	25 a 200 mg/ 1 vez al día	$$
Indapamida	Lozol*	1.25 a 5 mg/ 1 vez al día	$$$$
Meticlotiazida	Enduron*, Aquatensen*	2.5 a 10 mg/ 1 vez al día	$$
Metolazona	Mykrox*, Zaroxolyn*	0.5 a 1 mg/ 1 vez al día (Mykrox*); 2.5 a 10 mg/ 1 vez al día (Zaroxolyn*)	$$$
Politiazida	Renese*	1 a 4 mg/ 1 vez al día	$$
Diuréticos asa			
Bumetanida	Bumedyl Miccil	0.5 a 4 mg/ 2 o 3 veces al día	$
Furosemida	Lasix	20 a 480 mg/ 2 o 3 veces al día	$$
Torsemida	Demadex*	5 a 40 mg / 1 o 2 veces al día	$$
Diuréticos ahorradores de potasio			
Clorhidrato de amilorida	Moduretic	5 a 10 mg/ 1 vez al día	$$
Espironolactona	Aldactone	25 a 100 mg/ 1 vez al día	$$$
Bloqueadores beta			
Atenolol	Tenormin	25 a 100 mg/ 1 o 2 veces al día	$$$$

Diuréticos: resumen

Ventajas: Los diuréticos demostraron ser efectivos y seguros para disminuir la presión arterial, y son económicos. Suelen ser la primera elección para tratar la hipertensión. Los diuréticos asa se recomiendan para personas con insuficiencia cardíaca por congestión venosa u otros padecimientos que hacen al cuerpo retener líquidos.

Desventajas: Los diuréticos pueden causar orina frecuente, fatiga, mareo al ponerese de pie, impotencia, mayor sensibilidad a la luz del sol, gota, deshidratación y aumento de glucosa en sangre y colesterol. Las dosis altas de los diuréticos tiacídicos (50 a 100 mg al día) aumentan el riesgo de ataques cardíacos. Los diuréticos tiacídicos y los asa hacen que el cuerpo pierda demasiado potasio. Los diuréticos ahorradores de potasio elevan los niveles de ese mineral, lo cual es peligroso para personas con enfermedad renal. Debe tener cuidado al usar diuréticos ahorradores de potasio con inhibidores ECA, ya que éstos también elevan los niveles de potasio.

Bloqueadores beta: resumen

Ventajas: Junto con los diuréticos, estos medicamentos son muchas veces el primer recurso de tratamiento para la hipertesión.

(continúa en la pág. 241)

Nota: Hable con el médico antes de hacer algún cambio en la dosis o cambiar la prescripción.

* Medicamento no disponible en México en el momento del cierre de la edición de este libro

Medicamento genérico	Marca	Dosis	Costo relativo
Carvedilol	Dilatrend	2.5 a 50 mg/ 1 vez al día	$$$$$
Clorhidrato de acebutolol	Sectral*	200 a 800/ 1 vez al día	$$$$ $$
Clorhidrato de betaxolol	Kerlone*	5 a 20 mg/ 1 vez al día	$$$
Clorhidrato de carteolol	Cartrol*	2.5 a 10 mg/ 1 vez al día	$$$$
Clorhidrato de propranolol	Inderal LA*	40 a 480 mg/ 2 veces al día	$$$$$ $$$
Fumarato de bisoprolol	Biconcor	2.5 a 10 mg/ 1 vez al día	$$$$$
Labetalol	Normodyne*, Trandate*	200 a 1,200 mg/ 1 vez al día	$$$
Meleato de timolol	Blocadren*	20 a 60 mg/ 2 veces al día	$$$
Pindolol	Visken	10 a 60 mg/ 2 veces al día	$$$$$ $$$
Propranolol	Inderalici	40 a 480 mg/ 1 vez al día	$$$$$
Succinato de metoprolol	Seloken Zok	50 a 300 mg/ 1 vez al día	$$$$ $$
Sulfato de penbutolol	Levatol*	10 a 20 mg/ 1 vez al día	$$$$$
Tartrato de metoprolol	Lopresor	50 a 300 mg/ 2 veces al día	$$$$
Inhibidores de la ECA			
Captopril	Capotena, Kenolan, Captral	25 a 150 mg/ 2 o 3 veces al día	$$$$$ $$
Clorhidrato de benazepril	Lotensin	5 a 40 mg/ 1 o 2 veces al día	$$$
Clorhidrato de moexipril	Univasc*	25 a 100 mg/ 1 o 2 veces al día	$$$

Bloqueadores beta *(viene de la pág. 240)*

Sus características los hacen útiles para personas con angina de pecho o arritmia o que hayan tenido un ataque cardíaco.

Desventajas: La fatiga es el efecto secundario más común de estos medicamentos y quizá la gente activa desee evitarlos. Como pueden debilitar el corazón y provocar espasmo de las vías respiratorias, también deben evitarlos las personas con insuficiencia cardíaca por congestión venosa y enfermedades pulmonares, como asma y enfisema. Los diabéticos deben tener cuidado con estos medicamentos, pues ocultan las disminuciones en los niveles de glucosa.

Inhibidores de la ECA: resumen

Ventajas: Estos medicamentos causan pocos efectos secundarios. Son buenos para gente activa porque no causan fatiga. Reducen el daño renal en los diabéticos. A diferencia de los diuréticos y los bloqueadores beta, los inhibidores de la ECA no elevan el colesterol y por eso son una buena opción para personas con nivel alto de colesterol. El Ramipril reduce el riesgo de ataque cardíaco, apoplejía y diabetes.

Desventajas: Muchas personas que usan estos medicamentos presentan tos seca.

(continúa en la pág. 242)

* Medicamento no disponible en México en el momento del cierre de la edición de este libro

Medicamento genérico	Marca	Dosis	Costo relativo
Clorhidrato de quinapril	Acupril	5 a 80 mg/ 1 o 2 veces al día	$$$$
Erbumina de perindopril	Coversyl	2 a 16 mg/ 1 vez al día o dosis divididas	$$$$
Fosinopril sódico	Monopril*	10 a 40 mg/ 1 o 2 veces al día	$$$
Lisinopril	Prinivil, Zestril	5 a 40 mg/ 1 vez al día	$$$
Meleato de enalapril	Renitec, Enaladil, Glioten	5 a 40 mg/ 1 o 2 veces al día	$$$$
Ramipril	Tritace	1.25 a 20 mg/ 1 o 2 veces al día	$$$$
Trandolapril	Mavik*	1 a 4 mg/ 1 vez al día	$$$
Bloqueadores de los receptores de angiotensina II			
Cilexetilo de candesartán	Atacand, Blopress	4 a 32 mg/ 1 o 2 veces al día	$$$$$
Irbesartán	Avapro, Aprovel	150 a 300 mg/ 1 vez al día	$$$$$
Losartán potásico	Cozaar	25 a 100 mg/ 1 o 2 veces al día	$$$$$
Valsartán	Diovan	80 a 320 mg/ 1 vez al día	$$$$$
Bloqueadores de los canales de calcio (liberación prolongada)			
Besilato de amlodipino	Norvas	2.5 a 10 mg/ 1 vez al día	$$$$$
Clorhidrato de nicardipino	Cardene SR*	60 a 90 mg/ 2 veces al día	$$$$$
Clorhidrato de verapamil	Isoptin SR*, Calan SR*, Verelan*, Covera HS*	90 a 480 mg/ 2 veces al día (Isoptin SR*, Calan SR*) 120 a 480 mg/	$$$$ $$$

Inhibidores de la ECA *(viene de la pág. 241)*

Algunas desarrollan erupción cutánea, hinchazón en la boca o disminución del sentido del gusto. Las personas con afección renal grave deben usarlos con precaución. Las mujeres embarazadas y las que puedan quedar embarazadas deben evitarlos, a menos que usen un anticonceptivo eficaz.

Bloqueadores de los receptores de angiotensina II: resumen

Ventajas: Estos medicamentos tienen pocos efectos secundarios. Actúan en forma similar a los inhibidores de la ECA, pero no producen tos y sólo se toman una vez al día. El lorsartán mejora la impotencia masculina relacionada con la hipertensión.

Desventajas: Los efectos secundarios incluyen mareo y fatiga, y son poco comunes. Las mujeres embarazadas y las que amamantan deben evitarlos, igual que las mujeres que pueden quedar embarazadas, a menos que usen un anticonceptivo eficaz.

Bloqueadores de los canales de calcio (liberación prolongada): resumen

Ventajas: Los efectos secundarios de estos medicamentos son leves. Como no producen fatiga, son recomendables para personas activas. Han demostrado ser especialmente efectivos en personas de raza negra y ancianos.

Desventajas: Los efectos secundarios incluyen estreñimiento, ritmo cardíaco acelerado, mareo, náusea e hinchazón, en especial de pies, parte inferior de las piernas y encías. La gente con arritmia o enfermedad hepática debe usarlos con precaución.

(continúa en la pág. 243)

Nota: Hable con el médico antes de hacer algún cambio en la dosis o cambiar la prescripción.

* Medicamento no disponible en México en el momento del cierre de la edición de este libro

Medicamento genérico	Marca	Dosis	Costo relativo
Clorhidrato de verapamil (continúa)	Dilacoran HTA, Dilacoran RET	una vez al día (Verelan*, Covera HS*)	
Diltiazem	Angiotrofin, Tilazem, Cardizem CD*, Dilacor XR	120 a 360 mg/ 1 vez al día; 2 veces al día (Cardizem SR)	$$$$ $
Felodipino	Plendil, Munobal	2.5 a 20 mg/ 1 vez al día	$$$$
Isradipino	DynaCirc, DynaCirc SRO	5 a 20 mg/ 1 vez al día (DynaCirc CR); 2 veces al día (DynaCirc)	$$$$ $
Nifedipino	Adalat CC, Adalat Oros	30 a 120 mg/ 1 vez al día	$$$$ $$$$
Nisoldipino	Sular*	20 a 60 mg/ 1 vez al día	$$$
Bloqueadores alfa			
Clorhidrato de labetalol	Normodyne*	100 a 800 mg/ 1 vez al día	$$$$
Clorhidrato de prazosina	Minipress	2 a 30 mg/ 2 o 3 veces al día	$$$
Clorhidrato de terazosina	Hytrin	1 a 20 mg/ 1 vez al día	$$$$ $$$
Mesilato de doxazosin	Cardura	1 a 16 mg/ 1 vez al día	$$$$
Agonistas alfa centrales			
Acetato de guanabenz	Wytensin*	8 a 32 mg/ 2 veces al día	$$$$ $$$
Clorhidrato de clonidina	Catapres*	0.2 a 1.2 mg/ 2 o 3 veces al día	$$$
Clorhidrato de guanfacina	Tenex*	1 a 3 mg/ 1 vez al día	$$$$
Metildopa	Aldomet	500 a 3000 mg/ 2 veces al día	$$$

Bloqueadores de los canales de calcio
(viene de la pág. 242)

Estudios recientes indican que estos medicamentos aumentan el riesgo de ataque cardíaco. Otros sugieren que pueden causar infertilidad temporal en los hombres.

Bloqueadores alfa: resumen

Ventajas: Estos medicamentos son útiles en personas con nivel alto de colesterol, porque disminuyen triglicéridos y colesterol LBD. Ayudan a reducir los síntomas de hiperplasia prostática benigna en hombres mayores.

Desventajas: La gente suele marearse mucho o desfallecer luego de tomar estos medicamentos, en especial con la primera dosis. Su efectividad puede disminuir con el tiempo. Estudios recientes indican que el doxazosin aumenta el riesgo de insuficiencia cardíaca.

Agonistas alfa centrales: resumen

Ventajas: Estos medicamentos ayudan a calmar los síntomas asociados con migraña, dolor de cabeza y ataques de pánico y de abstinencia de drogas o alcohol. La metildopa se considera segura para mujeres embarazadas. El Catapres es un parche cutáneo que se puede aplicar una vez a la semana.

Desventajas: Puede haber mareo y somnolencia, así como náusea, ritmo cardíaco acelerado, dolor de cabeza, boca seca, estreñimiento, fatiga, problemas del sueño, depresión, ansiedad e impotencia.

* Medicamento no disponible en México en el momento del cierre de la edición de este libro

Medicamento genérico	Marca	Dosis	Costo relativo
Antagonistas adrenérgicos de acción periférica			
Monosulfato de guanetidina	Ismelin*	10 a 50 mg/ 1 vez al día	$$$$
Reserpina	Serpasil*	0.05 a 0.25mg/ 1 vez al día	$$
Reserpina y clortalidona	Higrotón Res	0.05 a 0.25mg/ 1 vez al día	$$
Sulfato de guanadrel	Hylorel*	10 a 75 mg/ 2 veces al día	$$$$ $$$
Dilatadores de los vasos sanguíneos			
Clorhidrato de hidralazina	Apresolina	50 a 300 mg/ 2 veces al día	$$$$
Minoxidil	Loniten*	5 a 100 mg/ 1 vez al día	$$$$$

Antagonistas adrenérgicos de acción periférica: resumen

Ventajas: Estos medicamentos pueden ser muy efectivos para casos de hipertensión grave. Sus efectos secundarios suelen mitigarse al tomarlos con otros antihipertensivos. El sulfato de guanadrel* y el monosulfato de guanetidina* no causan somnolencia. La reserpina* es económica.

Desventajas: El guanadrel y la guanetidina pueden elevar la presión arterial con rapidez al ponerse de pie o con el ejercicio. La reserpina está vinculada con la aparición repentina de depresión grave. Otros efectos secundarios son somnolencia (sólo con la reserpina), diarrea, boca seca, pérdida del apetito, náusea, congestión nasal e impotencia.

Dilatadores de los vasos sanguíneos: resumen

Ventajas: Estos medicamentos potentes son muy efectivos en casos de hipertensión severa. Los efectos secundarios se minimizan al combinar estos medicamentos con un bloqueador beta y un diurético. El minoxidil es útil cuando la hipertensión grave está acompañada de problemas renales.

Desventajas: Estos medicamentos pueden acelerar el corazón y hacer que el cuerpo retenga líquidos, por lo que suelen recetarlos con otros antihipertensivos. Otros posibles efectos secundarios incluyen mareo, dolor de cabeza, pérdida del apetito, problemas gastrointestinales, congestión nasal, erupción cutánea y dolor en los senos. El minoxidil puede hacer que el vello corporal crezca más grueso y oscuro. Las dosis altas de hidralazina aumentan el riesgo de desarrollar lupus.

Nota: Hable con el médico antes de hacer algún cambio en la dosis o cambiar la prescripción.

* Medicamento no disponible en México en el momento del cierre de la edición de este libro

La dieta DASH: cinco días de comida saludable   Día 1

Menú con 2,400 mg de sodio	Sodio (mg)	Sustituciones para reducir el sodio a 1,500 mg	Sodio (mg)	Granos	Verduras	Frutas	Productos lácteos	Carne, aves y pescado	Frutos, frijol seco y semillas	Grasas, aceites	Dulces
Desayuno											
⅔ taza de cereal de salvado	161	⅔ taza de cereal de trigo	124	1							
1 rebanada de pan de trigo integral	149			1							
1 plátano mediano	1					1					
1 taza de yogur con fruta (descremado, sin azúcar)	53						1				
1 taza de leche descremada	126						1				
2 cditas. de jalea	5										⅔
Comida											
¾ taza de ensalada de pollo	201	Sin sal	127					1		1	
2 rebanadas de pan de trigo integral	299			2							
1 cda. de mostaza de Dijon	372	1 cda. de mostaza regular	196								
Ensalada:	65										
½ taza de pepino rebanado	8				1						
½ taza de rebs. de tomate	1				1						
2 cdas. de aderezo ranchero, sin grasa	306	2 cdas. de aderezo de yogur para ensalada	84								
½ taza de coctel de frutas, enlatado y con jugo	5					1					
Cena											
75 g de cuete de res	52							1			
2 cdas. de salsa de res, con poca grasa	163	2 cdas. de salsa de res, con poca grasa y sin sal	5								
1 taza de ejotes cocidos	12				2						
1 papa al horno, chica:	7				1						
2 cdas. de crema agria, sin grasa	28										
2 cdas. de queso Cheddar rallado, natural, con poca grasa	86	2 cdas. de queso Cheddar natural, con poca grasa y poco sodio	1				¼				
1 cda. de cebollín picado	1										
1 bolillo de trigo integral	148			1							
1 cdita. de margarina suave	51	1 cdita. de margarina suave, sin sal	1							1	
1 manzana chica	0					1					
1 taza de leche descremada	126						1				
Refrigerio											
⅓ taza de almendras, sin sal	5									1	
¼ de taza de pasitas	2						1				
1 taza de jugo de naranja	2					1⅓					
Totales					5	5	5⅓	3¼	2	1	2	⅔

Fuente: Dieta DASH, Universidad de Harvard, Estados Unidos

Día 2

Menú con 2,400 mg de sodio	Sodio (mg)	Sustituciones para reducir el sodio a 1,500 mg	Sodio (mg)	Porciones DASH por grupo de alimentos							
				Granos	Verduras	Frutas	Productos lácteos	Carne, aves y pescado	Frutos, frijol seco y semillas	Grasas, aceites	Dulces
Desayuno											
½ taza de avena instantánea, de sabores	104	½ taza de avena regular, con 1 cdita. de canela	1	1							
1 *bagel* de trigo integral	84			1							
1 plátano mediano	1					1					
1 taza de leche descremada	126						1				
1 cda. de queso crema, sin grasa	75										
Comida											
Sándwich pechuga de pollo:											
2 rebanadas (75 g) de pechuga de pollo, sin piel								1			
2 rebs. pan de trigo integral	299			2							
1 reb. (19 g) de queso amarillo, con poca grasa	328	1 reb. (19 g) de queso suizo, natural	54				½				
1 hoja de lechuga romana	1				¼						
2 rebs. de tomate	4				½						
1 cda. de mayonesa *light*	90									1	
1 durazno mediano	0					1					
1 taza de jugo de manzana	7					1⅓					
Cena											
¾ de taza de salsa vegetariana para espagueti	459	Sustituir por pasta de tomate sin sal añadida (175 g)	260		1½						
1 taza de espagueti	1			2							
3 cdas. de queso parmesano	349						½				
Ensalada de espinacas:											
1 taza de espinaca frescas	24				1						
¼ de taza de zanahorias ralladas	10				½						
¼ de taza de champiñones frescos, rebanados	1				½						
2 cdas. de vinagreta	0									¾	
½ taza de granos de elote cocidos	4				1						
½ taza de peras enlatadas	4					1					
Refrigerio											
⅓ de taza de almendras	5								1		
¼ taza chabacanos secos	3					1					
1 taza de yogur con fruta, sin grasa ni azúcar añadida	107						1				
Totales				6	5¼	5⅓	3	1	1	1¾	0

Menú con 2,400 mg de sodio	Sodio (mg)	Sustituciones para reducir el sodio a 1,500 mg	Sodio (mg)	Porciones DASH por grupo de alimentos							
				Granos	Verduras	Frutas	Productos lácteos	Carne, aves y pescadoh	Frutos, frijol seco y semillas	Grasas, aceites	Dulces
Desayuno											
¾ de taza de cereal de hojuelas de trigo	199	2 tazas de cereal de trigo inflado	1	1							
1 plátano mediano	1					1					
1 taza de leche descremada	126						1				
1 taza de jugo de naranja	5					1⅓					
1 cdita. de margarina suave	51	1 cdita. de margarina suave, sin sal	1							1	
Comida											
Sándwich barbacoa de res:											
50 g de cuete de res	35								⅔		
1 cda. de salsa *barbecue*	156										
2 rebs. (38 g) de queso Cheddar, con poca grasa	260	2 rebs. (38 g) de queso suizo, natural	109					1			
1 pan de ajonjolí	319			1							
1 hoja de lechuga romana	1				¼						
2 rebanadas de tomate	22				½						
1 taza de ensalada de papa	12				2						
1 naranja mediana	0					1					
Cena											
75 g de bacalao	89							1			
1 cdita. de jugo de limón	1										
½ taza de arroz integral, de grano largo	5			1							
½ taza de espinacas, descongeladas y cocidas	88				1						
1 pan de maíz chico	363	1 bolillo blanco chico	146	1							
1 cdita. de margarina suave	51	1 cdita. de margarina suave, sin sal	1							1	
Refrigerio											
1 taza de yogur con fruta, descremado, sin azúcar	107						1				
¼ taza de fruta seca	6					1					
2 galletas marías grandes	156			1							
1 cda. de crema de cacahuate, con poca grasa	101	1 cda. de crema de cacahuate, sin sal	3						½		
Totales				6	3¾	4⅓	3	1⅔	½	2	0

Menú con 2,400 mg de sodio	Sodio (mg)	Sustituciones para reducir el sodio a 1,500 mg	Sodio (mg)	Granos	Verduras	Frutas	Productos lácteos	Carne, aves y pescado	Frutos, frijol seco y semillas	Grasas, aceites	Dulces
Desayuno											
¾ de taza de hojuelas de maíz	223	½ taza de sémola de maíz con 1 cdita. de margarina, sin grasa y sin sal	1 1	1							
½ taza de yogur con fruta, descremado y sin azúcar	53						½				
1 manzana mediana	0					1					
1 taza de jugo de uva	8					1 ⅓					
1 taza de leche descremada	126						1				
Comida											
Sándwich de jamón y queso:											
50 g de jamón ahumado, con poca grasa y sodio	469	50 g de rosbif, con poca grasa	35					⅔			
1 reb. (19 g) de queso Cheddar, natural, con poca grasa	130						½				
2 rebs. de pan de trigo integral	299			2							
1 hoja de lechuga romana	1				¼						
2 rebs. de tomate	22				½						
1 cda. de mayonesa *ligth*	90									1	
1 taza de tiras de zanahoria	43				2						
Cena											
Arroz con pollo	367	Sustituya con salsa de tomate sin sal (100 g)	226	1				1			
½ taza de chícharos cocidos	70				1						
1 taza de melón chino	14					2					
1 pan de trigo integral chico	148			1							
1 taza de leche descremada	126						1				
1 cdita. de margarina suave	51	1 cdita. de margarina suave, sin sal	1							1	
Refrigerio											
⅓ de taza de almendras, sin sal	5								1		
½ taza de coctel de frutas	5					1					
1 taza de jugo de manzana	7					1⅓					
Totales				5	3¾	6⅔	3	1⅔	1	2	0

Menú con 2,400 mg de sodio	Sodio (mg)	Sustituciones para reducir el sodio a 1,500 mg	Sodio (mg)	Granos	Verduras	Frutas	Productos lácteos	Carne, aves y pescado	Frutos, frijol seco y semillas	Grasas, aceites	Dulces
Desayuno											
¾ de taza de cereal de trigo picado y escarchado	3			1							
2 rebs. pan de trigo integral	299			2							
1 plátano mediano	1					1					
1 taza de leche descremada	126						1				
1 taza de jugo de naranja	5					1 ⅓					
1 cdita. de margarina suave	51	1 cdita. de margarina suave, sin sal	1							1	
2 cditas. de jalea, sin azúcar	0										
Comida											
Plato de ensalada:											
½ taza de ensalada de atún	158							1			
1 hoja de lechuga romana	1				¼						
6 galletas de trigo, sin grasa	107	6 galletas de trigo, sin grasa ni sal	18	1							
½ taza de queso cottage, 2% de grasa	459	½ taza de queso cottage, 2% de grasa, sin sal	23				¼				
1 taza de piña enlatada, con jugo	2					2					
4 tiras chicas de apio	59				½						
2 cdas. de aderezo tipo ranchero, sin grasa	306	2 cdas. de aderezo de yogur, sin grasa	84								
Cena											
75 g de carne de pavo	62							1			
1 cda. de catsup	178	2 cditas. de catsup	119								
1 papa al horno, chica:	7		1	1							
1 cdita. de margarina suave	51	1 cdita. de margarina suave, sin sal								1	
1 cda. de crema agria, con poca grasa	15										
1 tallo de cebollín picado	2										
1 taza de col cocida	15				2						
1 durazno mediano	0					1					
1 taza de leche descremada	126						1				
Refrigerio											
1 cda. de crema de cacahuate, con poca grasa	101	1 cda. de crema de cacahuate, poca grasa, sin sal	3						½		
½ bagel mediano (7.5 cm de diámetro)	152			1							
½ taza de yogur con fruta, descremado y sin azúcar	53						½				
Totales				5	3¾	5⅓	2¾	2	½	2	0

Los números en **negritas** refieren a textos en cuadros y a textos laterales.

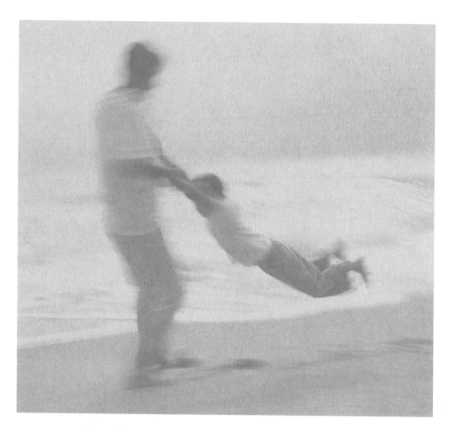

Créditos

Fotografías

2 PhotoDisc. **16** PhotoDisc. **18** PhotoDisc. **19** PhotoDisc. **20** PhotoDisc. **21** PhotoDisc. **22** PhotoDisc. **31** FDR Library and Digital Archives. **50** PhotoAlto/John Dowland. **52** PhotoDisc. **53** *arriba derecha*: Eyewire. **53** *centro*: PhotoDisc. **64** Eyewire. **67** PhotoDisc. **69** PhotoDisc. **82** PhotoDisc. **84** PhotoDisc. **86** PhotoDisc. **94** Comstock. **95** Comstock. **103** *arriba y centro*: Comstock. *abajo*: PhotoDisc. **105** PhotoDisc. **107** PhotoDisc. **107** PhotoDisc. **111** PhotoDisc. **114** PhotoDisc. **120** Comstock. **122** PhotoDisc. **125-129** Beth Bischoff. **147** Corbis. **150** PhotoDisc. **154** Eyewire. **157** Lisa Koenig. **160** Eyewire. **165** PhotoDisc. **176** PhotoDisc. **183** Eyewire. **187** PhotoDisc. **192** Eyewire. **201** Comstock. **214** PhotoDisc. **216** Digital Stock. **229** PhotoDisc. **233** PhotoDisc. **237** DigitalVision. **256** DigitalVision.

Ilustraciones

Todas las ilustraciones son de Tracy Walker, excepto **39, 40,** que son de Articulate Graphics.